花粉症と人類

小塩海平
Kaihei Koshio

岩波新書
1869

はじめに

花粉さえこの世に存在しなかったら……と嘆く人は少なくないに違いない。厳しい冬が終わりを告げ、花も鳥も虫も春の到来を謳歌《おうか》するすばらしい季節の幕開けに、なぜ私たちだけが憂鬱にならねばならないのだろうか。

調べてみると、日本だけでなく、世界各国に花粉カレンダーなるものが存在しているとわかる。日本や欧米など温帯の国なら、年明けから春にかけてヘーゼルナッツ、スギ、ヒノキ、ヤナギ、ポプラ、ブナ、シラカバなどの樹木花粉、初夏から盛夏にかけてイネ科の牧草・穀物花粉、晩夏から晩秋にかけてブタクサやヨモギなどのキク科の雑草花粉が、ブリザードのように空中を飛びかける。地中海地方の南仏やイタリアならイトスギ、イスラエルやトルコならオリーブ、中東のクウェートやサウジアラビアならナツメヤシやプロソピス、インドや東南アジアならサトウキビやココナッツ、中国(特に南京)やイランならプラタナスなど、ご当地の花粉症にも例を欠かない。なんと、ほとんど植物が生えない南極でも花粉が飛ぶことがあるという。

こうしてみると、私たちは、世界のあらゆる場所で、場合によっては一年中、目を潤ませ、鼻を詰まらせていなければならないことがわかる。ひと思いに殺してくれといいたくなるが、花粉症で死ぬことはほとんどなく、一生涯、つかず離れず花粉にとりつかれる宿命になっている。ああ、花粉、何といいまいましい伴侶であることか!

しかし、花粉の側にも言い分がある。彼ら(「花粉」という単語は、欧印語ではたいてい男性名詞)は、人類が地上に足跡をとどめるようになるはるか以前、太古の昔から、この世に存在していた先住民なのである。それどころか、驚くべきことに、人類と花粉との出会いは愛に満ちたものであったとさえいえるのだ。文学者や詩人は近代に至るまで花粉からインスピレーションを受け、生物学者たちは花粉の驚くべき働きに魅了され、まさにとりつかれてきたのである。変わってしまったのは、花粉ではなく、実は、私たち現代人の方なのだ。

本書は、私自身が取り組んできたスギ花粉飛散防止に関する研究内容を紹介するとともに、大学院生時代から4半世紀以上にわたって調べてきた花粉と花粉症に関する文献を整理してまとめたものである。理系の研究者である私のような者が『花粉症と人類』などという物語を書いてみようと思い立ったのは、生涯を捧げて花粉や花粉症と格闘してきた先人たちの涙ぐましい努力に敬意を表したいという願いに導かれた結果である。それはまた、かつて憎きスギ花粉を全滅させることを志し、復讐心に燃えて研究に取り組み始めた私自身が、やがて花粉の魅力にとりつかれ、花粉によって映し出される人類史・文明史を描こうと思うに至った個人的な物語とも重なっている。つまり、本書を通して、これまで不当に憎まれ、忌避されてきた花粉の弁明に努めたいというのが、私の密かな願いなのである。

したがって、いまよりも、少しばかり、花粉に親しみを感じてもらえたり、花粉症になるのもそれほど悪いことではない、などと共感を持ってもらえたりするのなら、私としては肩の荷が少し下りるような気がするのである。そのようなわけで、本書を読んでいただいても、決して花粉症が治るわけでないことは、あらかじめご了解願いたい。

目　次

第5章　スギ花粉症になることができた日本人　117

第１章
花粉礼賛

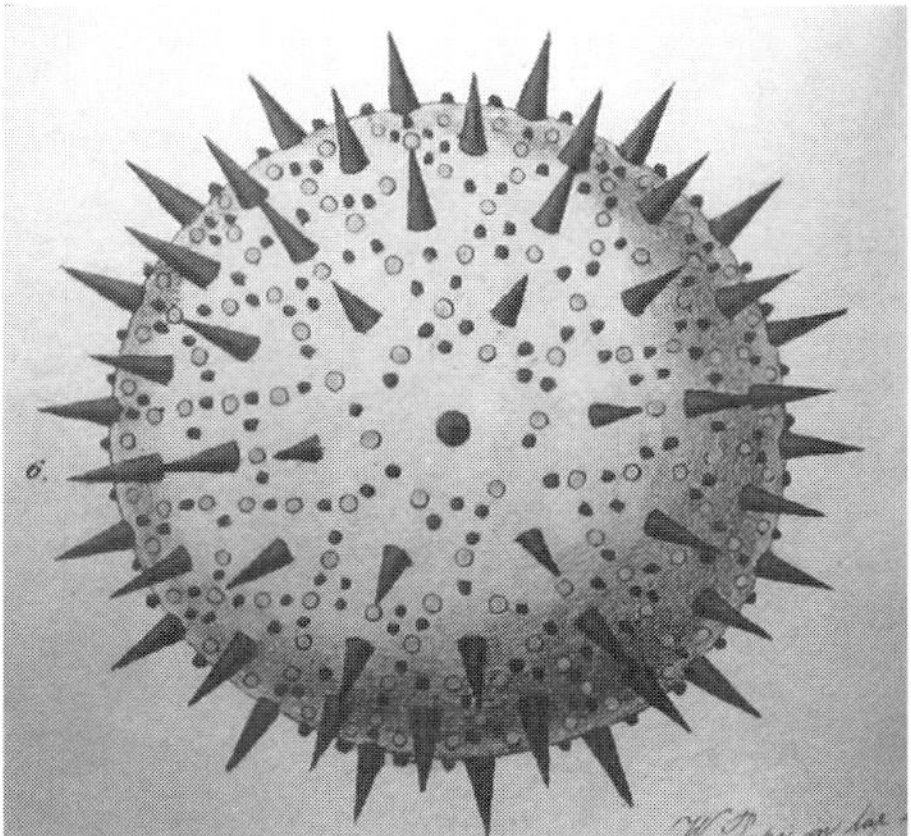

ユリウス・フォン・フリッチェによる
タチアオイの花粉スケッチ

1　偉大なる創造物

花粉の誕生

聖書の最初のページを開くと、神が大空と海とを分け、乾いた陸地を作られたのち、「種類にしたがって種をもつ草と、種類にしたがって種のある実を結ぶ木」を生えさせたことが記されている。ここで、聖書の著者がわざわざ「種類にしたがって」と強調しているのは、注目に値する。植物は種類ごとに創造され、お互いに混淆《こんこう》せず、秩序正しく存在するように創造されたのだ。つまり、ウリのつるにナスがなったりすることはないのである。

なぜ、ウリのつるにナスがならないのだろうか。ドイツの植物学者ケールロイター［１７３３―１８０６］は、錬金術師が鉄や銅などから金を生み出そうと試みたように、生き物でもカナリヤをクジャクに変えることができるのではないかと考え、まず手始めに植物の交配実験に取り組んだ。彼は１７６０年に人工的にいくつかの組み合わせのタバコの雑種を作り出すことに成功したが、自然界ではこのような異常な現象が起こらないことを次のように指摘している。

「造物主は、自然界に定められた、私たちがいくら驚嘆しても、驚嘆しきれないような法則によって、憂うべき無秩序と混乱を予防した。この法則は、同種の花と異種の花の花粉が、たとえば同時に柱頭にくるなら、同種の花の花粉だけが受粉に取られて、異種の花の花粉はまったく排斥《はいせき》されるという点にある」

つまり、ウリのつるにナスがならないのは、ウリの雌花にナスの花粉が付着しても、受精には至らないからである。ケールロイターの証言には、神の創造の秩序がひとえに花粉によって制御されていることに気づいた感動がみごとに表現されている。


さて、花粉が地球に登場する前は、胞子によって繁殖するシダの仲間が一世を風靡《ふうび》していた。これらのシダ植物は、人類が現代文明を構築するための原動力となった石炭を作り出したのであるから、私たちは感謝の気持ちを忘れてはなるまい。胞子によって繁殖するためにはどうしても水が必要であり、彼らは水辺を離れられない宿命を負っていた。しかし、花粉を風で飛ばす裸子植物が登場すると、彼らは乾燥した大陸内部までいともたやすく進出していった。

私自身は、花を咲かせず、日の当たらない場所で一生を過ごすコケやシダにも共感を覚えずにおられないのだが、やはり、花を咲かせ、実を結ぶ植物に自らの生涯を重ね合わせたいと願っている。きよい心根を持ち、まともな言葉を語り、人生の花を咲かせ、充実した生涯を送ることは、人が花粉をもつ植物から学ぶべき大事な教訓である。

花粉はなぜ飛ぶのか

考古学によれば、花粉が地上に誕生したのは、人類が生まれるはるか以前、大型恐竜が地上を闊歩《かっぽ》していたジュラ紀のことであった。やがて「花粉」という生き方は、植物にとって決定的なものとなっていった。動物のように動き回れない植物は、自らの命を先祖から受け継いできた種々の遺伝情報ともども、私たちの目では見分けることすらできない、黄色い微細な粒子に封印し、風を介して、ときに数百キロも移動させる能力を手に入れた。植物は、あらゆる無駄をそぎ落とし、生命の片鱗すら感じさせない粉体に、自らの存在を凝縮させるという離れ業をやってのけたのだ。

スギ花粉の場合、大きさは直径約30マイクロメートル（0・03ミリメートル）ほどである。落下速度は、無風の場合、1秒あたり2センチメートル程度になる。1メートル落下するのに1

分近くかかる計算になるが、その間に少しでも風が吹けば、たちどころに飛行物体と化す。

一般に「二乗三乗の法則」といわれているが、物体は一辺の大きさが半減すると表面積は4分の1、体積は8分の1になると考えられるので、表面積の関数であらわされる空気抵抗は4分の1、体積の関数であらわされる重さは8分の1に減る。したがって、私たちの日常的な感覚と比較すると、花粉のような微粒子の世界では、地球にひきつけられる重力に比べ、空気抵抗のほうが桁外《けたはず》れに大きくなってしまうことが理解できよう。つまり、花粉であればこそ、空気抵抗を利用して地球の重力を克服し、上昇気流に乗って長距離移動が可能となったというわけである。

あの屋久島にある威風堂々たる縄文杉でさえ、間違いなく一粒の花粉に由来するのであり、数千年前には、埃《ほこり》と見分けがつかない微粒子として大気中を漂っていたはずである。このような花粉の力をもってすれば、私たちの鼻をくすぐり、涙を流させる程度のことは、朝飯前といってもよいであろう。

飛行中の花粉は、樹木の幹のような大きな障害物に関しては、風に乗って容易にすり抜けることが可能であるが、マツやスギの葉のような細長い障害物は苦手で捕まりやすい。花粉という生き方を最初に開発した裸子植物は、飛ばした花粉を効率よくキャッチするために針葉樹である必要があったのである。

風を愛する花、虫を愛する花

花粉を手にした裸子植物がパンゲア大陸に生い茂っていたころ、巨大な恐竜たちが凄惨な死闘を繰り返す弱肉強食の殺伐たる世界が展開していた。しかし、次の時代、植物はこのような大型の恐竜ではなく、小さな昆虫や鳥類・哺乳類を伴侶として選択し、彩り豊かで香《かぐわ》しく、蜜の誘惑をちりばめた花々を咲かせて昆虫に受粉の手助けをしてもらい、甘美な果実を用意して鳥や小動物に種子を運んでもらうことに成功した。

私たちの住む世界が、花の美しさと果実の味わいとで装われるようになったのは、まぎれもなく花粉と送粉昆虫との共同作業のおかげである。もし花粉がなかったなら、世界は恐竜時代そのままに、殺伐とした味気ない単調なものとなっていただろう。

植物界と動物界による積極的な共助関係がどのようにして始まったのかは想像の域を出ないのだが、おそらく、花粉を食用にしていたハナムグリのような甲虫が授粉の媒介を買って出たのではないか。植物の側では、色鮮やかで目立つ花弁を用意し、馥郁《ふくいく》とした香りを放って虫を引き寄せ、甘い蜜を提供することによって共生関係を構築していったと想像される。こうして、受粉の仕組みも、徐々に風媒から虫媒にシフトし、よく飛ぶ花粉ではなく、虫に運んでもらうのに都合がよい、粘り気のある花粉が生産されるようになっていった。

風媒花、虫媒花という日本語はそっけない響きがするのであるが、もともとのギリシャ語では、それぞれアネモフィリア、エントモフィリアといい、風を愛する花、虫を愛する花という花粉愛に満ちた優雅な言い回しになっている。花粉症の原因植物がほぼ風媒花であることを最初に指摘したのは、進化論で有名なチャールズ・ダーウィン［１８０９―８２］であった。

さて、昆虫と手を結ぶことによって受粉作業を大幅に簡略化することに成功した虫媒植物ではあるが、大群落を形成するような場合には虫の数が間に合わなくなるため、次の時代には、再び風任せの送粉様式に回帰する植物が現れた。

虫媒は風媒に比べて無駄が少ない利点があり、それゆえに虫媒植物が何千種類も出現するようになったのだが、肝心の送粉昆虫の種類や数が限られていたため、風媒に復帰する植物が出てきたのではないかと想像される。ヤナギなどは虫媒から風媒にもどる途中の両刀使いであり、甘い香りを放ち、蜜を分泌して虫を呼び寄せる一方で、大量の花粉を生産して空中に飛散させるため、花粉症の原因植物となっている。

北欧や北海道などで花粉症の原因となっているシラカバやヘーゼルナッツ、ハンノキなどのカバノキ科の樹木や、コナラやブナなどのブナノキ科の樹木の場合、風が吹いた時に効率よく花粉を飛ばすことができるような尾状花が発達し、一斉開花させる特徴をもっている。これらの植物は、スギなどに比べると新世代の風媒花といってよいだろう。

2 花粉発見史

17世紀の顕微鏡学者たち

花粉という微細な物質の正体をつきとめるのに大きな役割を果たしたのが、顕微鏡であった。顕微鏡は、1590年ごろ、オランダの眼鏡職人であったヤンセン父子によって、はじめて作られた。しかし、顕微鏡学者といわれるような研究者たちによって驚くべき生物学的発見が行なわれるようになったのは、約70年後のことであった。

細胞の発見者として有名なイングランドのロバート・フック［1635—1703］は、1665年に『ミクログラフィア（顕微鏡図譜）』を発刊し、コルクの細胞壁や印象的なノミのイラストを掲げている。彼は、ワインの栓に使われるコルクがなぜ弾力性に富み、水に浮かぶのかを顕微鏡を使って観察し、空気の入った無数の小部屋（cell　細胞）を発見した。しかし、『ミクログラフィア』には花粉のスケッチは残されておらず、彼が自作の顕微鏡で花粉を観察したかどうかは、不明である。

微生物（１６７４年）や精子（１６７７年）を発見したのは、オランダのアントニー・ファン・レーウェンフック［１６３２―１７２３］。彼はデルフトの出身で、「デルフトの眺望」で有名な画家ヨハネス・フェルメールの遺産管財人にもなっている。レーウェンフックはコショウがピリリと辛いのは、目に見えないほど小さなトゲがコショウの実に生えていて舌に突き刺さるからではないかと考え、自作の顕微鏡で観察を試みた。その際、コショウを水に浸して柔らかくしてから観察しようとして、はからずもサンプル中に発生したさまざまな微生物を発見することになった。レーウェンフックは単眼式の顕微鏡を使って膨大な観察を行なっているが、やはり花粉のスケッチは残されていない。

世界で初めて花粉観察の記録を残したのは、ネヘミア・グルー［１６４１―１７１２］による『植物解剖学』（１６８２年）とマルチュロ・マルピーギ［１６２８―９４］による『オペラ・オムニア（全集）』（１６８７年）である。

グルーの『植物解剖学』の一部は11年前の１６７１年にロンドンの王立協会から出版されて

おり、マルピーギの草稿『イデア』も同じ年に王立協会に投稿されているので、人類が花粉の存在をはっきりと目で見て認識した記念すべき年は、1671年ということになろう。1645年に設立され、世界の学知を蒐集《しゅうしゅう》・評価・周知する活動を行なっていた王立協会は、王政復古後の1660年、チャールズ2世の勅許によって法人権と会名が与えられ、熱心な普及活動を行なっていた。人類に初めて花粉の姿を明示してくれた記念すべき2人の研究者について、以下にもう少し詳しく紹介してみたい。

ネヘミア・グルーは、1641年、牧師であったオベディア・グルーの一人息子としてイングランドのウォーリックシャーに生をうけた。彼はチャールズ1世の処刑を目撃し、クロムウエルの台頭、名誉革命と続く波乱の時代を生きたのであるが、自身は平穏な人生を送ったといってよいであろう。ケンブリッジ大学を出た後、ライデン大学で1664年に医学博士の学位を取得し、帰郷してウォーリックシャーのカヴェントリーで開業医となっていた。

グルーは医業に従事する一方で、植物解剖学の研究に没頭し、非凡な観察力を発揮した。医学の分野でも「指紋の研究」などの業績が残されているが、植物解剖学の分野では、例えば今でも使われている「tissue（組織）」という用語を初めて使ったことが知られている。

グルーは「花の中には精虫を生み出す部分、すなわち雄ずいと、卵巣に相当する部分がある。

卵巣は、雄ずいのなかにあって動物の精虫に相当する小球によって受精する」と述べ、いくつもの花粉のスケッチを残している。グルーによって始められた花粉形態学は、その後、フランツ・バウアー［1758―1840］が描いた膨大な花粉スケッチやユリウス・フォン・フリッチェ［1808―71］が残した『花粉について』に引き継がれていく。彼らが描き出した多様かつ複雑で装飾的な花粉の精緻な構造図は、もはや芸術作品というべきであろう。

他方、マルチェロ・マルピーギは1628年に、ボローニャ近郊のクレヴァルコーレに農民の子として生まれた。1653年に学位を取得し、1656年にピサに移った。体調を壊したために転地療養で1661年にメジナ大学に移り、その後ボローニャ大学の医学教授になった。1667年にはロンドンの王立協会の会員となり、医学、動物学、カイコの研究、植物学などの広い分野にわたって論文をまとめ、これらは王立協会から『オペラ・オムニア』のタイトルで刊行された。63歳の時、当時の法王インノケンチウス12世の侍医に任命され、1694年に卒中で世を去るまでの最後の3年間は、ローマに移住して生活した。

マルピーギは、顕微鏡観察による植物解剖学の基礎を築いた人物として、グルーに比肩する、あるいはそれ以上の業績を残したともいえるのであるが、花粉の形態に関する研究に関しては、後塵《こうじん》を拝していたというべきかもしれない。マルピーギは、まず人体解剖学を学んだ。しかし、難解であったため、次に高等動物の解剖学を学び、さらにその理解を助けるために、今度は昆虫解剖学に進み、そして最後に植物解剖学を学ぶという順序をとっている。したがって、マルピーギは人間と動物、昆虫、そして植物の間に、ある種のアナロジーを認めていたと考えてよい。例えば、マルピーギは昆虫が気管を使って呼吸をしていることを発見し、これを敷衍《ふえん》して、植物における道管や動物における毛細血管の存在を発見している。花粉に関しては、以下のような記述がある。

「花の埃は卵子が成熟する前の分泌物に過ぎず、月経時における女性の排血のようなものである」

マルピーギは花粉の絵をほとんど描いてはいないが、ユリの花粉粒に特徴的な一本の溝があるのを正確に描写している。

「おしべの中の部屋には大量の小球が原子のように詰まっている。それらは色も形もさまざまで、たいていはユリやバラのように黄色であるが、ゼニアオイやオオバコのように白や透明のものもある。形も同様に多様である。ユリの花粉は卵型で両端がとがっており、コムギの種子のように、縦に一本の筋が走っている」

私は、マルピーギがユリの花粉を見て、なぜ「原子のように詰まっている」という比喩を使うことができたのか、不思議に思っている。もしマルピーギがあらゆる物質存在の根源として原子を捉えており、花粉が動物の精子と同じように植物の生命の源になっていると想像していたとすれば、時代を先取りした慧眼《けいがん》である。確かに、この頃、次に述べるチューービンゲンのカメラリウスが、すでに植物の受精における花粉の決定的な役割を発見していたのだが、この発見はカメラリウスの死後に発表されたため、マルピーギは残念ながら、花粉と精子とのアナロジーには気づけなかったに違いない。ちなみに、雄花の中で所狭しと並んでいるスギ花粉をはじめて顕微鏡観察したとき、私の頭にまっさきに浮かんだイメージはイクラであった。マルピーギの高尚な発想とは大変な違いだが、この辺が、天才と凡人の違いなのであろう。

植物にも性がある！

花粉の決定的役割を見出したのは、ルドルフ・ヤーコプ・カメラリウス。カメラリウスは1665年にドイツのチュービンゲンに生まれ、1721年に同地で亡くなった。1688年にチュービンゲンの植物園長になり、1695年には父親と同じく大学の主任教授の座に就いた。彼の業績は、1694年に書かれたギーセン大学のヴァレンティネ教授に宛てた「植物の性」という有名な書簡によって知られている。

カメラリウスが最初に観察したのは、花粉をつくるクワの木（雄株）を遠ざけておくと、実だけを結ぶクワの木（雌株）は、しなびた、からの、発芽しない種子しか作らないという現象であった。次にカメラリウスは、雌雄異花、つまり一つの木に雄花と雌花がつくようなトウモロコシやトウゴマで実験を行ない、葯《やく》が発達しないうちに雄花を取り去ってしまえば、決して種子が得られないことを述べている。カメラリウスの結論は「おしべは雄性生殖器官であり、その中の粉が植物のもっとも本質的な部分である。また、花柱をそなえた子房は植物の雌性生殖器官である」ということであった。アリストテレス以来、移動する動物には性の分化が認められるが、移動しない植物には性が認められないというのが大前提であったことに鑑みれば、カメラリウスの大発見は、アリストテレスの呪縛を打ち破る極めて勇気ある偉業であったというべきである。

「花粉（pollen）」という専門用語を世界で初めて造語したのは、スウェーデン人のカール・フォン・リンネ［1707―78］である。1747年に出版された『植物の婚約』の中で、「花粉は植物の細粉であり、しかるべき液体で湿り気が与えられると破れて、肉眼では見ることのできない物質を放出する」と定義している。彼は顕微鏡による観察にはそれほど興味を示さず、カメラリウスの研究にもとづいて、植物界全体を雌雄の形態により24の綱目に分類する仕事に専念した。

リンネの父親は百姓から牧師になった苦労人で、もともと家名がなかったため、家の近くにあった大きな西洋菩提樹（リンド）にちなんで、リンネウスというラテン語の家名を創設し、それをスウェーデン語化してリンネを名乗ったといわれている。子ども時代、リンネも牧師になることを志したが、あまりにも植物採集に没頭したため、父親の逆鱗《げきりん》に触れて靴工の徒弟に出されたこともあったという。その後、ルンド大学で医学を学び、ウプサラ大学の植物学教室の助手に採用されて次第に才能を発揮し、やがて世界を秩序づける偉大な分類学者に成長した。

リンネは、先に掲げた創世記の記述に応答する形で、「私は7300種の植物をこのとおり分類しましたが、主なるあなたはあまりにもたくさんの植物の種を、楽園でおつくりになりましたので、全部数えることができませんでした」と牧師の息子らしい記述を残している。その一方、両性花（一つの花におしべとめしべが同居するタイプ）を「一つのベッドで休む」、雌雄異花（一つの木に雄花と雌花が咲くタイプ）を「一軒の家で別々のベッド」などと表現し、植物の多様な性の体系をユーモラスに説明したが、これに対し周囲からは、「神はけっして植物界で、たくさんの雄が一つの共通の雌をもつようなそんないまわしい姦淫《かんいん》をゆるしたまわなかったであろう。そんなみだらな分類法を若い学生に教えてはならない」などと批判が寄せられたりもした。

自然の神秘

同じ頃、ジェームス・ローガンによる風媒の発見(1739年)、グレーディッチュによるナツメヤシの人工授精成功(1749年)、フィリップ・ミラーによる虫媒の発見(1751年)があり、その後、冒頭でふれた動植物の「錬金術」を試みたケールロイターによる雑種弱勢の発見(1761年)へと続いていく。

雑種弱勢というのは、「同種の花と異種の花の花粉が、同時に柱頭にくるなら、同種の花の花粉だけが受粉に取られて、異種の花の花粉はまったく排斥される」現象で、先述の通り、ウリの雌花にナスの花粉がついても実はならず、植物が自らの種を保存できる現象を指す。他方、同種の仲間内であれば、自分の花粉ではなく、他人の花粉の方が好まれることが多く、この現象を近交弱勢と呼ぶ。ケールロイターもそのことに気づいていたが、「花が自花の花粉による受精をゆるさないこと(自家不和合性)は、自分にとっては、一番奇妙なことであった」と述べるにとどまった。

この現象を追究したのは、同じくドイツのクリスティアン・コンラート・シュプレンゲル［1750―1816］である。彼は1750年にブランデンブルクの牧師の家庭に生まれ、神学と言語学を学んで、シュパンダウにある学校の校長となった。

彼のモットーは「花を野外から採集してきて、それを室内で研究する人は、花の構造の中にある自然の仕組みを発見できないであろう」という言葉に集約されている。彼は『解き明かされた自然の神秘』という著作で、花の構造と授粉昆虫の習性の関係を明らかにしたが、日曜日の礼拝をサボるほど野外観察に入れ込んでいたため、ついには学校から追放されてしまった。彼の先端的な研究内容は同時代の人々に理解されず、後年は言語学に専念し、孤独と誤解と零落のうちに亡くなったという。

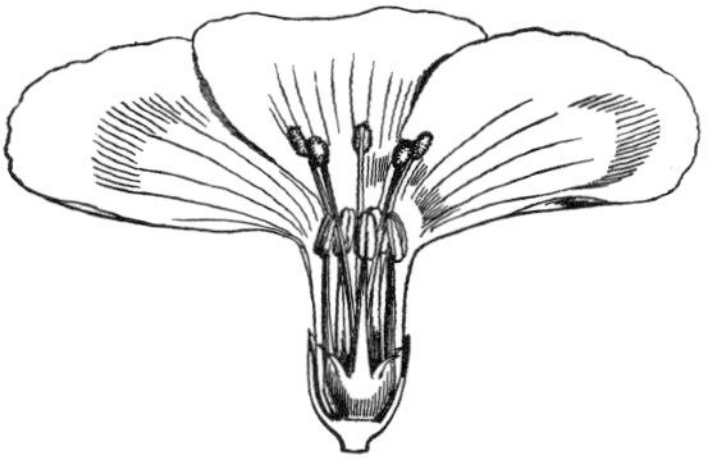

ダーウィンによる挿絵．この場合，長い方がめしべ，短い方がおしべ

時代に忘れられ埋もれていたシュプレンゲルの研究を発掘し、ふさわしい評価を与えたのは、チャールズ・ダーウィンであった。ダーウィンはそれまでの花粉研究の集大成ともいうべき『植物界における他家受精と自家受精の効果』（1876年）を出版し、こう述べている。

「他家受精に対する花の適応というテーマについて、私は過去37年にわたって興味を惹かれ、幾多の観察を積み重ねてきた。私が花の授粉や受精にかかわるよりもずっと前に、驚くべき著作が1793年にドイツで出版されている。『解き明かされた自然の神秘』の中で、シュプレンゲルは、多くの植物の受精において昆虫がいかに本質的な役割を担っているかを、多くの観察によって明快に証明した。しかし彼は時代を先取りしすぎており、彼の数々の発見は長い間顧みられることがなかった」

ダーウィンはシュプレンゲルの理論をさらに展開し、他家受精によって得られた種子が、自家受精によって得られた種子よりも生育に勝っていることを確かめ、進化論の核心部分に関する理論構築を行なった。

私自身は、花粉症になりながらも、花粉の魅力にとりつかれてやまない深刻な病人の一人であるが、今のところ、日曜日にはまじめに教会に通っている。その点、ダーウィンやシュプレンゲルほどの天才でなかったことは、私にとって幸いだったのかもしれない（比較をするのもおこがましい話であるが……）。

花粉への讃歌

その後も花粉研究は進み、スコットランド生まれの植物学者ロバート・ブラウン［1773―1858］が花粉粒内の微粒子が不規則に運動することを観察し、物理学の歴史にその名を遺したブラウン運動を発見した（1827年）。

ブラウンは当初、花粉のもつ生命力が花粉粒内の微粒子を動かすと考えたが、20年間貯蔵した花粉や鉱物の粉でも同様の現象が起こることを知り、これが物理的な運動であることを発見した。ブラウン運動が熱運動する水分子の不規則な衝突に起因することを証明したのは、アルベルト・アインシュタインである（1905年）。

また、天文学者であったイタリアのジョバンニ・バッティスタ・アミーチ［1786―1863］は、原形質流動によって花粉管が伸び、花粉の内容物が雌ずいの中にまで運ばれるのを発見している（1830年）。私は、花粉の中に、原子物理学から天文学まで、あらゆる領域に通底する学知が凝集していることに驚きを禁じ得ない。そして、花粉の中に隠されていた神秘を解き明かしてきた天才たちの努力に、惜しみない称賛と感謝を捧げたい。

こうして、花粉に対する生物学的な意義が明らかにされてくるにつれて、人々は花粉を讃美するようになっていった。
チャールズ・ダーウィンの祖父にあたるエラズマス・ダーウィンは『植物の園』(1791年)に以下のような詩を残している。

夜寒に閉じた花弁の命ずるまま
絹のごとき帳《とばり》に包まれた処女なる花柱は
見えない空気のなかに朝露を震わせ
虹色に変化する光のなかで揺れる。
高きところで破裂する葯は
実りの粉を微風に託すか
あるいは歓喜とともに中心の美女へと身を屈め
その時を愛し、空中へ生命を放つ
(『世界で一番美しい花粉図鑑』武井摩利訳、創元社、2011年)

疾風《しっぷう》怒濤《どとう》の時代、ドイツの文豪たちも花粉から好ましいイメージを受け取っていた。例えばノヴァーリスは自らの思想的断片を『花粉』(1798年)と題して出版している。その意図したところは「いろいろな言葉、いろいろな考えが、生命を与え果実をみのらす花粉のように、自分の心の奥までふりそそがれ、自分をこれまでの青春の狭い圏内から、一気に広い世界の高みへと押し上げた」という『青い花』(1802年)の一節から窺い知ることができるだろう。

またヴォルフガング・フォン・ゲーテは『メタモルフォーゼ試論』(1820年)の中で「花粉が雌性部分にしっかりとまつわりつき、これにその流出を伝えると、われわれは両性の結合を精神的な吻合《ふんごう》と呼ぶのをいとわない」と述べ、花粉を人格化し、受精を愛の象徴として表現している。

3　日本での事始め

最初に花粉をみた日本人

このように人をひきつけてやまない花粉であるからには、当然日本にもその探求に余念のなかった人物がいるはずだ。私が注目しているのは、江戸の三大農学者と称された大分出身の大《おお》蔵永常《くらながつね》［1768―1860頃］である。おそらく日本で最初に花粉を観察した人物であろう。1831年刊の『再種方附録』には、蘭学者中環《なかたまき》（天游《てんゆう》［1783―1835］）に顕微鏡でイネの花を見せてもらったと書かれており、「稲花雌雄蘂《ずい》之図」を掲載、「花粉」という言葉こそ使われていないが、詳しい説明が付されている。

「黄なる粉、これは黄色なる至極細かなる球にして、周面に細かなるものつきてかたち金平《こんぺい》糖《とう》のごとし。黄なる粉は花の精気にして雄蘂より吹き出すものなり。雌蘂、これをよびとりてその頭につけ、またその至極の精気を実のうちに伝えて生力を起こさしむるものなり」

非常に正確な観察である。ただ、実際にはイネの花粉はブタクサ花粉ほどには金平糖に近くはなく、永常が観察した花粉の周囲には、よほどいろいろなものが付着していたのではないかと想像される。あるいは、当時の金平糖の角は、いま私たちが目にするものよりも小さかった可能性も考えられるかもしれない。寺田寅彦の『備忘録』（1927年）には、技術的にも理論的にも、金平糖の角を均等に大きく成長させるのは難しいと書かれている。いずれにせよ、大蔵永常が、イネの花粉を金平糖に喩《たと》えたことに、私は大いに共感を覚えている。永常は、花粉という存在を、まるで海外からやってきた愛らしい糖菓のように、敬意と愛着をもって歓迎したのである。

大蔵永常は、オランダの学説を紹介して植物の雌雄にはイチョウなどの雌雄異株、ウリ類などの雌雄異花、そして一つの花におしべとめしべが同居する両性花があることを述べたうえで、イネの場合は両性花であり、おしべの粉末がめしべについた結果として米が実ることを説き、当時日本で考えられていたような雌穂、雄穂という考え方が間違っていることを指摘している。

ただし、永常の非凡な点は、単に従来の説を否定するだけでなく、「世間にて雌穂雄穂といえるはあやまりなれども、雌穂と見立てたる穂は籾粒《もみつぶ》多く優れたる穂なれば、これを撰《え》りとりて種子に貯えることはよき手段なるべし」と助言し、科学的には間違った説であっても、実利のあることを強調している点である。

永常はさらに「稲の花蘂《かずい》にて豊凶を知る説」を紹介し、二百十日頃のイネの花盛りの時期に長雨や強風があると受精が妨げられて実入りが悪くなることを説明し、「これらの理を推して豊凶を考ふれば百に一つの過ちなし」との慧眼を披露している。

現在、野菜の育種などで、耐寒性、耐暑性、耐乾性品種育成の指標として、ストレス下における花粉の発芽力をチェックする方法が用いられているが、すでに江戸時代にこの原理を見抜いていた大蔵永常は、とんでもない天才というべきであろう。

花粉という日本語

大蔵永常は「花粉」という言葉を知らなかったが、実は日本語で「花粉」の語は、古く平安時代の『古今和歌集』に登場する。漢文で書かれた真名序で小野小町にふれた部分だ。

「小野小町之哥　古衣通姫之流也　然艶而無気力　如病婦之着花粉」

小野小町の歌は、古《いにしえ》の衣通姫《そとおりひめ》の流れなり。しかれども艶にして気力なし。病める婦の花粉を着けたるがごとし。

残念ながらここでいわれている「花粉」は、病気がちな女性が顔色をよく見せようとして用いていた「おしろい粉」であると想像される。ちなみに「衣通姫」は『古事記』や『日本書紀』に登場する伝説上の美女で、和歌にすぐれていたとのことである。

では、私たちが愛してやまない植物の「花粉」の語はいつ登場したのか。管見の限り、それは、シーボルトのもとで西洋植物学を学んだ伊藤圭介［1803―1901］による『泰西本草名疏《たいせいほんぞうめいそ》』（1829年）である。この本はシーボルトから寄贈されたツュンベリーの『日本植物誌』から学名を抜き出して和名と漢名を付した分類学書で、このときに「雄蘂《おしべ》」「花絲（花糸）」「雌《め》蘂《しべ》」「花柱」「柱頭」「雄花」「雌花」「雄雌両全花」などとともに「花粉」の訳語が作られた。

しかし、伊藤圭介は東洋の本草学と西洋植物学との違いを明確にとらえていたわけではないようで、せっかくリンネが24綱に分類していた植物名を、学名のアルファベット順に並べ替えてしまっている。

伊藤圭介より5歳年上の宇田川榕菴《うだがわようあん》は、『泰西本草名疏』が出版される7年前にリンネの体系にも触れた『菩多尼訶経《ぼたにかきょう》』を著しているが、この本には「花粉」の語は登場しない。その後、シーボルトから贈られたクルト・シュプレンゲル〔１７６６―１８３３〕のドイツ語による『植物学入門』を参照しつつ、『植学啓原』（１８３４年）を著し、このときには「花粉」という訳語を用いている。辞書としては、桂川甫周《かつらがわほしゅう》が編纂した『和蘭字彙《オランダじい》』（１８５５年）に stuifmeel の訳語として「花粉」の語が収録されたのが初出である。

『植学啓原』は、日本最初の西洋植物学の体系的紹介書であり、リンネの分類法だけでなく、植物の形態および生理・生殖・遺伝・植物化学などについても述べ、本草学とは明確に異なった専門用語を多数造語している。この『植学啓原』は漢文で記されていたため、翻刻するだけで中国人に理解可能だったそうだ。そして１８９９年、中国最初の科学専門誌とされる『農学報』に15回にわたる連載で紹介された。朱京偉博士によると植物学用語としての「花粉」という和製漢語は、『植学啓原』を通して中国に導入されたとのことである。

実は、「花粉」という漢語自体は、中国の古典にも見いだすことができる。私の調べた範囲では、唐の詩人、司空曙《しくうしょ》の「題玉真観公主山池院」という五言排律中に「柳絲遮二緑浪一、花粉落二青苔一」の一句があり、柳の細長い葉が波のように揺れる様子と柳の黄色い花粉が青苔の上に落ちる様子が色鮮やかに対比されている。しかし、ここで歌われている「花粉」は「柳絲」に対応する句であるから、「花」と「粉」の結びつきは「柳」と「絲」の結びつきと同程度と見なすべきであり、「花粉」という一つの単語が存在したとは見なしがたい。花粉となるとつい熱が入り、細かな話となり恐縮である。

サムサノナツハオロオロアルキ

宮沢賢治が「雨ニモマケズ」(1931年)を書いたのは、ちょうど大蔵永常が『再種方附録』を著した100年後のことであった。花巻農学校で教鞭をとっていた賢治は、当然、永常が提唱した「稲の花蘂にて豊凶を知る説」を知っていたはずであり、山背《やませ》が吹いたりして低温に遭遇すると、イネの花粉が正常に形成されず収量が激減することを予知できた。「サムサノナツハオロオロアルキ」と謳《うた》ったのは、もちろん、その年の大冷害の様子を自分の生活に引き寄せて活写したのに違いないが、来たるべき収穫の豊凶を推測できた賢治は、穂が出る以前から心配が募り、夏中おろおろ歩かざるを得なかったわけである。夏が涼しければ快適ではないかと考えがちな現代人とは大違いだ。

ちなみに「雨ニモマケズ」の翌年に発表された「グスコーブドリの伝記」は、主人公のブドリが冷害を防ぐため自らを犠牲にして火山を爆発させ、噴出した二酸化炭素によって地球が温暖化し、人々が救われるという物語であった。賢治のもつ科学知識の正確さと、それを自分たちの生活に適用できる柔軟な思考力は、大蔵永常に負けず劣らず、極めて秀でたものであったといえよう。

現在、不倶《ふぐ》戴天《たいてん》の敵のように嫌悪されている花粉であるが、こうしてみると、昔の人たちは、驚嘆と敬意をもって接していたことが理解できる。いったい、なぜ人類は、風や虫のように花粉を愛し続けることができなかったのだろうか。いまからでも、花粉と共生する道に立ち返ることはできないだろうか。私は、そんな思いに駆られながら、花粉と花粉症の歴史について学び続けている。

これから時を遡り、花粉と人類とがどんなふうにして出会い、いかにして花粉症を招来することになったのかを物語り、人類と花粉との関係修復のための道のりについて、一緒に考察を深めることにしたい。

第２章

人類，花粉症と出会う

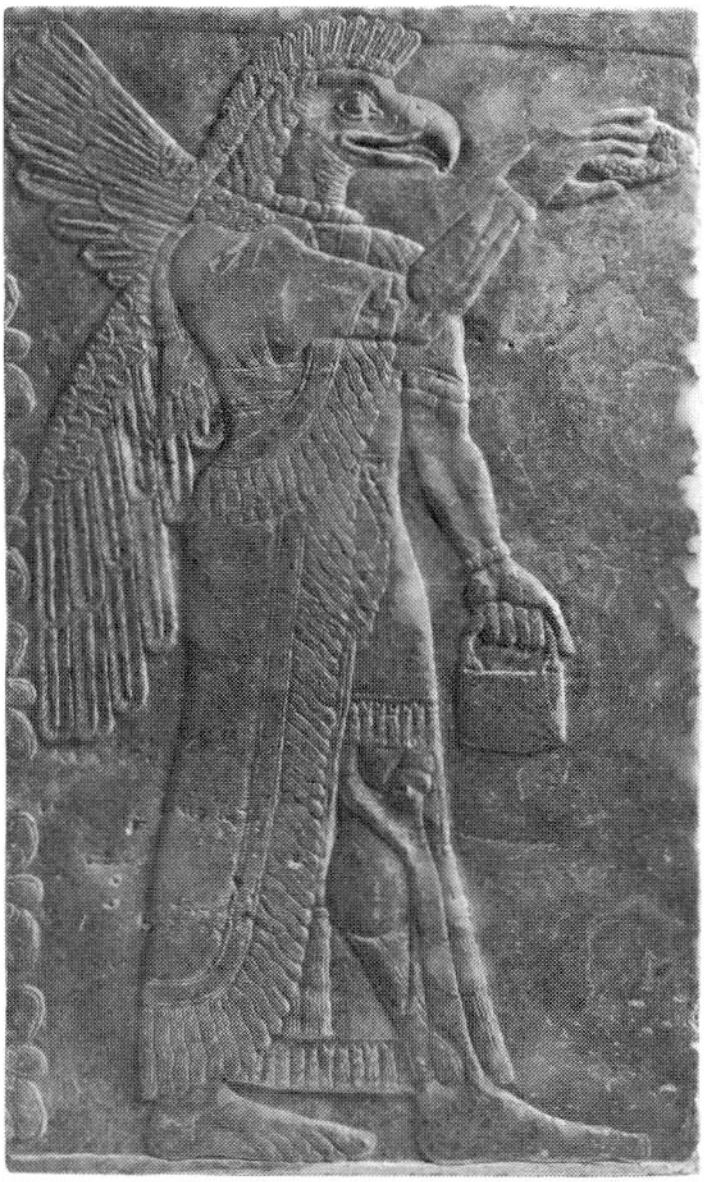

アッシリア・レリーフ「有翼鷲頭精霊像浮彫」．ナツメヤシの授粉作業の描写と考えられている（岡山市立オリエント美術館所蔵）

1　ファースト・フラワー・ピープル

花粉は情報の宝庫

花が植物の種にしたがって固有の美しさで装われているように、花粉もまた、それぞれの種に固有の大きさ、固有の形、固有の模様をもっている。したがって、私たちは花粉さえ見れば、もとの植物が何であるかを言い当てることが可能であり、花粉はいわば植物の身分証としての役割を果たしている。前述した花粉形態学者たちが驚嘆したように、神は、私たちの目につかないからといって、花粉の創作をおざなりにはされなかったのだ。花粉には、リンネの分類よりもはるかに厳密で美しい、唯一無二の個性が刻印されており、このような花粉の個性は、驚くほど長期間、場合によっては数千万年もの間、地中に埋もれて秘蔵される。

花粉や胞子の外壁は、炭素数90の高分子であるスポロポレニンという化学的に極めて強固な物質でできており、塩酸や水酸化ナトリウムなどの強酸や強アルカリで処理しても溶解しない。そこで湖沼や湿原などの泥炭を酸・アルカリ・フッ化水素などで処理してから顕微鏡で観察すると、古い時代の花粉や胞子がそのまま残っているのを見ることができる。つまり地層に残存している花粉を調べれば、過ぎ去った時代のさまざまな情報の推測が可能となるのである。

この花粉分析（パリノロジー）の手法は、ドイツのクリスチャン・ゴットフリート・エーレンベルク［１７９５―１８７６］やヨハン・ハインリッヒ・ロベルト・ゲッペルト［１８００―８４］によって開発され、その後、スウェーデンのニルス・グスタフ・ラーゲルハイム［１８６０―１９２６］やレナート・フォン・ポスト［１８８４―１９５１］らによって確立された。

このようにして土壌中の花粉分布図を作成すると、過去の植生の変遷を量的に解明することができ、それに伴う気候変動の推定も可能となる。つまり、人類の農耕の起源やそれに伴う植生破壊の状態、石油・石炭の開発の状況や環境変化の解析など、私たちにいろいろな情報を与えてくれるのである。

例えば、塚田松雄が『花粉は語る』（岩波新書、１９７４年）の中で紹介しているが、永久凍土に埋もれているマンモスの歯や胃に残っている花粉を調べると、そのマンモスがいつ頃、どの季節に氷漬けになったのかが推定できる。また、現代では衣服や靴底に付着していた花粉が決め手になって、殺人犯が逮捕されたケースもある。この花粉分析という手段を使うと、人類と花粉との邂逅《かいこう》がいつ頃であったのか、ある程度推測することができるのだ。

シャニダール洞窟での発見

アメリカの考古学者ラルフ・ソレッキ［1917—2019］は、ネアンデルタール人の遺跡であるイラクのシャニダール洞窟の発掘調査を行なった際、フランスの女性考古学者アルレット・ルロワ＝グーラン［1913—2005］に花粉分析を依頼した。そのときの様子を『シャニダール洞窟の謎』（香原志勢ほか訳、蒼樹書房、1977年）から要約・引用してみよう。彼女は、先史考古学に初めて花粉分析を応用した学者であり、1937年から2年間、夫のアンドレとともに、アイヌの調査を行なったことでも著名である。

ルロワ＝グーラン夫人の算定によると、この人物は、5月下旬か6月初旬のある日、そこに埋葬されたのだ、という。埋葬が行なわれたのは最後の氷期であるため、気候変化を考慮に入れての算定である。彼女は顕微鏡下に、少なくとも8種類の花の花粉と花の破片を見つけた。これらの花は、小さくて、あざやかな色をした野生の花が主体であった。

他の土壌試料からは、花粉粒が、苦労して探した結果ようやく見つかるといった程度であった。しかし、彼女が驚いたことに、シャニダール第4号人骨と関連のある土壌からは、何種類かの花粉がわずか見つけられるというのではなく、特定の試料の中に、単一種の花粉粒が発見されたのである。しかも、10個とか１００個とか、かたまって見つかったのである。ある場合には、花粉は、葯の内部に入り込んでいるような形になって見えた。

ルロワ＝グーラン夫人は推論する。自然のままであれば、洞窟の奥深くにこのような形で残存することはまったくあり得ない。第一に、鳥や獣が、そのような形に花を運ぶことはまず考えられないし、第二に、埋葬箇所に鳥や獣がそんなものを置くわけがない。最後に、たいへん大きな美しい花を咲かせるタチアオイは、他とは離れて一本一本ばらばらに成長する。それ故に、彼女はこう結論する。最後の氷期に、誰かが、死者を悼んで野山を歩き回り花を集めたのだ、と。

ソレッキはネアンデルタール人が親しい人の葬りの際に花を手向けていた事実に感激し、敬愛の念を込めて、彼らを“The first flower people”(花を愛でた最初の人々)と呼んでいる。今からおよそ5万〜6万年前の出来事であった。彼らは障がい者をいたわり、死後の世界のイメージをもっていたことが推察されているが、私たちには、シャニダール洞窟のネアンデルタール人が「力の主をほめたたえまつれ」(讃美歌9番、ネアンデル作詞)という、その名の由来するヨアヒム・ネアンデル[1650-80]のような信仰を持っていたかどうか、その精神生活については、まったく詮索するすべがない。しかし、彼らが花を愛おしいと思う感性、あるいは自らの生涯を花にたとえることのできる豊かな想像力を持っていたことは確かなようである。

花を育てる庭もなく、花を買う金もない、また花を飾る場所も、花を眺める時間もないというのが、現代に生きる私たちの偽らざる状況である。人間性の崩壊、家庭の崩壊、社会の崩壊に対して警鐘が鳴らされるようになって久しいが、私には、あの花がなかった頃の、殺伐たる弱肉強食の恐竜時代が、現代社会と二重写しになって仕方がない。暴力、差別、無関心という名の「恐竜」が徘徊する、利潤や効率やスピードを追求する競争社会が、花を愛する心を取り戻すことによって改善される保証はどこにもないが、私には、シャニダール洞窟の花粉の訴えが聞こえてくるような気がするのである。

ネアンデルタール人は花粉症だった?

ところで、シャニダール洞窟で発見された花粉のいくつかは、薬用にも供される植物のものであった。ルロワ＝グーランが花粉分析によって同定したのは、アオイ科のタチアオイのほか、キク科のノコギリソウ属、ヤグルマギク属、キオン属、ユリ科のムスカリ属、マオウ科のマオウ属の植物であった。

ソレッキによると、ノコギリソウ属は傷口の治療に、キオン属は湿布に利用され、タチアオイは歯痛や炎症の除去、湿布、痙攣《けいれん》鎮静などの用途があるという。これらの薬草の花とともに埋葬されたシャニダール第4号人骨は、薬草の知識のあったシャーマンではなかったかとの推察もなされている。ただソレッキ自身は、ネアンデルタール人が花の薬用的特性に気づいていたかどうかはわからないとして、控えめな見解を述べるにとどめている。

私がここで注目したいのは、ルロワ＝グーランによって発見された花粉のうち、マオウには鼻炎や気管支喘息《ぜんそく》に効くエフェドリンという成分が含まれていることである。もっとも、マオウにエフェドリンが含まれるというよりは、マオウから単離抽出されたので、マオウの学名であるエフェドラにちなんで、この成分をエフェドリンと命名したというのが正確な言い方になるだろう。

エフェドリンを大量合成することにより、多くの喘息患者の苦痛を取り除いたのは、ドイツ留学から帰国した長井長義《ながよし》［1845―1929］であった。エフェドリンには鼻腔容積拡大作用があり、アメリカでは、ブタクサ花粉症軽減対策として、長年にわたり用いられてきた歴史がある。もちろん、ネアンデルタール人が花粉症だったかどうかはわからない。だが、対策としてエフェドリンを含むマオウを摂取していたのではないかと想像するのは愉快な思いつきではないだろうか。花を愛する心を獲得したネアンデルタール人が、花を愛するあまり、思わず花粉を吸い込んで涙ぐむことも、まったくなかったとは言い切れまい。

2　最初の花粉症患者は？

アテネのヒッピアス説

記録に残る最初の花粉症患者は誰なのだろう？　メキシコの免疫学者であるマリオ・サラザール・マレン［1913－76］が記したスペイン語の文献(Las alergias en los mas antiguos documentos, 1965)によると、それはアテネのヒッピアスであるという。マレンはヘロドトスの『歴史』に描かれている記述からこの結論を引き出した。問題の箇所は、ヘロドトス『歴史』巻6、107であり、岩波文庫の松平千秋訳では、次のとおりである。

「さて彼（ヒッピアス）はいよいよ作戦を指導して、まずエレトリアで捕虜とした者たちを、ステュラ市に帰属するアイギリアという島に揚陸しておいた上で、艦隊をマラトンに接岸碇泊させ、上陸したペルシア軍兵士の整備に当たった。ところがそうした用務にかかっている最中、ヒッピアスはいつになく猛烈なくしゃみと咳の発作に襲われたのである。何分年齢のせいで大抵の歯がゆるんでガタガタになっていたために、激しい咳をした途端にその勢いで一本の歯が抜け、口外に飛び出してしまった」

この事件が起こったのは、アポロンを祭神とするカルネイオス月のことであり、今日の暦でいえば8月後半から9月前半にあたるとされている。マレンの推察によると、ヒッピアスの発作的なくしゃみは、この時期に盛りのヒマワリの花粉によって誘発されたという。ヒマワリは虫媒花であるが、花粉はある程度飛散することが知られており、栽培農家の中には、花粉に敏感に反応する、いわゆる職業花粉症の人もある。

しかし、このときヒッピアスは70歳前後であり、花粉症にかかる年齢としては、高齢にすぎる嫌いがある。ヒッピアスはその後、まもなく死没したらしいが、彼が花粉症だったと言い切るには、因果関係が少しく不明瞭であるといわざるをえない。私としては、最初の花粉症患者としてアテネのヒッピアスの名を挙げるのは証拠不十分であり、推測の域を出ないものと考えている。逆に、こういう論文を平気で書けるマレンの大胆不敵さは、きっと花粉症に苦しむ繊細さとは無縁だったに違いないと私は勝手に思っている。

聖書の花粉症

エルサレムにあるハダッサ・ヘブライ病院のツヴィ・ローゼン(生年不詳)は、「聖書およびタルムード時代の鼻アレルギー」(1971年)という論文の中で、散見される断片をつなぎ合わせると、聖書時代にも鼻アレルギーが存在したことが示唆されるとの結論を導き出している。ローゼンの主張するように、聖書の記述の中には、確かにオリーブやナツメヤシなど、花粉症の原因植物となりうる樹木がいくつも登場するのだが、実際に彼が依拠した原典にあたってみると、これまた鼻炎と判断するには相当に無理があるといわざるをえない。まず一つめは、列王記下、第4章、32〜35節である。

「エリシャが家に入って見ると、子供は死んで、寝台の上に横たわっていたので、彼は入って戸を閉じ、彼ら二人だけ内にいて主に祈った。そしてエリシャが上がって子供の上に伏し、自分の口を子供の口の上に、自分の目を子供の目の上に、自分の両手を子供の両手の上にあて、その身を子供の上に伸ばしたとき、子供のからだは暖かになった。こうしてエリシャは再び起き上がって、家の中をあちらこちらと歩み、また上がって、その身を子供の上に伸ばすと、子供は七たびくしゃみをして目を開いた」

これは、預言者エリシャが息絶えた子どもを神に願って復活させる場面であり、これを生体反応としてのアレルギー鼻炎として扱うには読み込みがいささか過ぎる。

もう一例あげられている詩篇115篇に関しても、「鼻があってもかぐことができない」とのくだりは、人の手によって作られた偶像は、所詮《しょせん》、木石に等しいということを述べた箇所であり、ローゼンがいう花粉症による鼻づまりを示唆するものではありえない。

私自身は、聖書の中には、花粉症を疑わせるような記述は何もないと考えている。もちろん、そのことが聖書時代に花粉症がなかったことの証左になるというのではなく、要するに、聖書は花粉症に関心を示していないのである。

クレオパトラとエジプト医学

では花粉症をきちんと記録した最初の書は何なのだろう。

ホメロスは、紀元前800年ごろに『オデュッセイア』の中で「エジプトの人々は、あらゆる人々の中で最も医学に秀でている」、また「エジプト人たちは、他のどんな技術よりも医学にすぐれている」と記している。ギリシャ人の歴史家ヘロドトスは紀元前440年ごろにエジプトを訪れ、エジプト人の医術に対する広範な観察を書き記しており、大プリニウスもまた好意的な記述を残している。名医として名高いギリシャのヒポクラテスやローマのガレノスもアメンホテプの神殿で学んでおり、エジプト医学が後世の医学の発展に大きな貢献を果たしたことは間違いない。

1862年にゲオルク・モリズ・エベルスによってミイラの足下から発見されたエベルス・パピルス（BC1550年頃）には、呼吸困難の処方として以下のような吸入器に関する記述がある。

「汝《なんじ》七つの石を取りて火をもて熱し、そのうちより一つを撰《えら》みて、わずかの薬を載せたる後、底に小さき穴の空きたる新たなる器にて覆い、その穴に一本の葦《あし》を挿し入れ、しかる後、汝の口を葦に当て、出きたる煙を吸い込むべし」

ここに記されている呼吸困難は、もしかしたら花粉症喘息の対処療法を記した最古の記録である可能性がある。クレオパトラが蜜蠟《みつろう》で髪を整え、花粉と蜂蜜で皮膚のケアをしていたという説もあるので、古代エジプトには花粉症に苦しむ人々がいた可能性がある。

アッシリアのナツメヤシ授粉作業

アッシリア人がナツメヤシの授粉を行なっていたことは、テオプラストス［ＢＣ３７１―２８７］の『植物誌』やプリニウス［ＡＤ２３―７９］の『博物誌』にも明記されている。ナツメヤシの花粉が花粉症を引き起こすことは、１９２２年にカリフォルニア大学のハーヴェイ・モンロー・ホール［１８７４―１９３２］によって報告されており、アッシリアでナツメヤシの授粉作業をしていた人々の中には、間違いなく花粉症に苦しむ者がいたのではないかと推察される。

プリニウスの記述について、八坂書房から出ている大槻真一郎編集の訳文から関連部分を引用してみよう。

「雄性のヤシは、直立した葉が密生しており、気を発散し、また自分の姿を見せることによっても、さらには花粉によって、まわりの雌性のヤシに受精させるが、雄性株が切り倒されると、雌性株のほうは後家暮らしとなり、以後は実がならなくなる、という。両性の結合の仕方に対する理解がこれほどに進んだので、人工受精も考え出された。これは、雄性株から取った花や軟毛を用いたり、さらには雌性株にたんに花粉をふりかけるだけで行なわれる場合もある」

ここで訳者は、注意深く脚注を付しており、「花粉」と訳したのは単なる「埃」という語であり、当時はまだ「花粉」という概念がなかったことに言及している。さらに、この注釈には、花粉が植物の生殖と結びついていると気づいたのは10世紀のアラビア人であるということまで記されているのだが、私は未だにその事実を文献で確認するには至っていない。

ところで『ナツメヤシ』(石山俊ほか、臨川書店、2013年)には、ハンムラビ法典に刻まれている計282の条文のうち、59条から66条がナツメヤシに関連しており、とくに64・65・66条はナツメヤシの人工授粉について述べられていると紹介されている。64条と65条の訳文は以下の通りである。

64条　もし人が、(所有する)ナツメヤシ園(のナツメヤシ)を人工授粉させるために栽培者に与えたなら、栽培者はナツメヤシ園を保有している間は、ナツメヤシ園の所有者に(ナツメヤシ園の産物・収穫の)3分の2を与えて、自身は3分の1をとることができる。

65条　もし栽培者が、ナツメヤシ園（のナツメヤシ）に人工授粉を行わず、収穫を減少させたなら、栽培者はナツメヤシ園の所有者に対して隣人（の収穫高）に従って、ナツメヤシ園の産物を計り与えなければならない。

アルバート・オルムステッドの『アッシリアの歴史』（1923年）によれば、紀元前885年から860年までアッシリアを治めたアッシュール＝ナジル＝アプリが建造した宮殿の門のかたわらにある祭壇を装飾する彫刻に、ナツメヤシの授粉作業が描かれているという。オルムステッドによれば、「中央の像は大きな嘴《くちばし》と垂れ下がった赤い舌、硬直したとさかをもっており、翼をもち、頭は鷹、衣服は随伴する人間と同様で、ナイフをガードルに差し、右の手はナツメヤシを授粉するために花房を高く上げ、左の手は小さな籠をもっている」。

このモチーフはわずかなバリエーションを伴いつつ、繰り返し登場するのだが、像は必ず授粉をするナツメヤシに比べて巨大で、翼を大きく広げており、右手は授粉用の花房を掲げ、左手は籠を下げているという。紀元前717年に建てられたサルゴンの宮殿からも壮麗なレリーフが発見されており、ここにも衣装は異なるものの似たような翼をもった像が描かれ、ナツメヤシの花房をもって、授粉作業を行なう様子が刻まれている。

もっとも、これらの図の解釈については異論もあるようで、バビロニア文化の研究者レオン・ルグラン［1878―1963］はこの図を、神話の世界における庭師が、未来を知る木と、その幸運の果実を王のために守っているところなのだと述べている。日本では、岡山市立オリエント美術館に、みごとな「有翼鷲頭精霊像浮彫」が陳列されているので、ぜひ一度訪ねてみていただきたい。

日本最古のナツメヤシ

脇道にそれるが、日本にも樹齢150年を超えるナツメヤシがあるのをご存じだろうか。この立派なナツメヤシは温泉地熱海《あたみ》のニューフジヤホテル前にいまもそびえている。瀬川彌太郎著『観葉植物〈椰子篇〉』（加島書店、1964年）によれば、これをもたらした人物は、安政6（1859）年に英国初代駐日公使として来日したサー・ラザフォード・オールコック。

言い伝えによると、外国人として初の富士登山を敢行したオールコックは、帰路、熱海の温泉に投宿して疲れを癒やした際、非常食として持参していたナツメヤシを人々に与え、その種子が大切に育てられたという。オールコック著『大君の都』にはナツメヤシの話は登場しないが、富士登山後に熱海で愛犬トビーを亡くしたときに、地元の人々が手厚く葬ってくれたという逸話が印象深く語られている（岩波文庫、中巻、１９６３年）。オールコックが人々に謝意を込めてナツメヤシを振る舞ったことも十分ありえたであろう。

このナツメヤシは、静岡県の天然記念物に指定されている。熱海銀座のそばにある愛犬トビーの墓からも遠くない場所である。私はこのホテルでオールコックのナツメヤシを眺めながら院生たちと泊まり込みのゼミをするのを恒例行事にしている。

そしてさらに余談になるが、静岡大学の教授であった上野実朗は、１９７１年、このナツメヤシが雌の木であり、瀬川の記述に従えば１１１歳を超える「オールドミス」になっているとイラクのバズラから花粉を取り寄せ、国際結婚式を挙げることを思いついた。地元の消防はしご車にも出動してもらって授粉作業を行ない、完全な果実が10個ほど採れたと報告している。

上野は大著『花粉学研究』（風間書房、１９７８年）のなかで植物好きの古屋旅館の主人の話を収録しており、このナツメヤシについて、明治初期に熱海を訪れたイタリア人がレモンなどとともに残していったものではないかという別の可能性にも言及している。いずれにせよ、これが日本最古のナツメヤシであることは間違いないであろう。

いま、最古のナツメヤシのかたわらに背丈が半分程のナツメヤシが生えている。小さなヤシは、先に述べた1971年の国際結婚によって生まれた子どもかもしれないと想像を逞《たくま》しくしたのだが、上野教授が結婚式前にとった写真にも写っていることがわかり、木の根元に生えた「ひこばえ」から育てられたもののようである。

古代中国の伝承

中国文明にも目を向けてみよう。伝説の人物、神農《しんのう》(炎帝)は『神農本草経《しんのうほんぞうきょう》』の著者とされ、「百草をなめて医薬を作った」と信じられている。この本にはガマの花粉である「蒲黄《ほおう》」の効用について述べられており、もしかしたらガマの花粉を集めていた人の中には花粉症の人がいたとも想像される。日本でも『古事記』に収録されている「因幡《いなば》の白兎《しろうさぎ》」の物語に「蒲黄」が登場するので、日本最古の花粉症患者もガマ花粉症だった可能性がある。

中国に話を戻すと、同じく伝説の皇帝である黄帝は『黄帝内経素問《こうていだいけいそもん》』を編纂したとされ、その金匱真言論篇、第4第2節で「冬気者病在四肢。故春善病鼽衄」と記している。中国医学では鼻炎のことを「鼻鼽《びきゅう》」というが、この言葉が最初に記載されたのがまさにこの医学書である。季節性の鼻炎について述べているようにも読めるが、これを花粉症と結びつけるのは、飛躍が過ぎるかもしれない。

3　バラ風邪の発見——古代から中世へ

医学の父、ヒポクラテス

先ほど最初の花粉症患者説としてアテネのヒッピアスについて触れたが、ギリシャ・ローマ時代には、病気に対する医学的解明が大きく進んだ。

ヒポクラテス［BC460—377頃］はコス島の生まれで、「医聖」とも「医学の父」とも称せられている。花粉症とも関係の深い、カタル（catarrh）や喘息（アズマ asthma）という言葉は、彼の造語によると考えられている。カタルは「流れ落ちる」、喘息を意味するアズマは「風」の意味であり、例えば『空気、水、場所』の中で、喘息はカタル（粘液質）の過多によって肺が詰まるのが原因と述べている。

転地療法についても触れられているが、花粉症を暗示するような記述は、私が調べた範囲では見いだされなかった。しかし、イギリスで花粉症が発見された当初、この疾病が「カタル型」と「喘息型」に分けられていたことを考えると、ヒポクラテスの影響は決して小さくなかったといえるであろう。

現在、アレルギー性鼻炎が喘息と密接なかかわりをもつことが知られており、実に80％の喘息患者が鼻炎を患っているという報告もある。特にヨーロッパでは花粉症の喘息型が多く存在することが知られている。鼻と肺とが気道を通して連結しており、喘息が気管支の狭窄《きょうさく》・閉塞によるものであることを最初に記したのは、ペルガモンのガレノス（クラウデウス・ガレヌス［AD129―200頃］）であった。

ヨーロッパでは、彼を記念して名付けられた「Global Allergy and Asthma European Network（GA²LEN）」（グローバルなアレルギーおよび喘息に関するヨーロッパネットワーク。頭文字をとってガレン）の活動が盛んである。ガレノスの書物の中には、彼が花粉症について認識していたと感じられる記述は見られないが、彼の思想はイスラム世界に継承され、アラビアにおけるバラ風邪（バラ花粉症）発見への足がかりを提供したといえるだろう。

天才ラーゼス

ペルシャのラーゼス（アブー・バクル・ムハンマド・イブン・ザカリヤ・アル・ラーズィー［865―923］）はテヘランに生まれ、膨大な医学書をアラビア語で記している。彼はバグダッドに病院を建てる際、肉が一番腐りにくい場所を選んだという。微生物の存在が確認されるはるか以前、病気と腐敗という異なる現象に共通点があると喝破《かっぱ》したのは、まさに天才のなせるわざであろう。彼はアルコールを発見し、硫酸を製造した化学者であるとともに、麻疹と天然痘を区別した最初の医学者であり、光の強さによって瞳孔径が変わることも記している。ギリシャのヒポクラテスやガレノスの医学を学び、基本的には、「四体液説」(血液、粘液、黄胆汁、黒胆汁のバランスによって健康状態が決まるとする説)を踏襲していた。

ラーゼスはバラ風邪(バラ花粉症)、つまり今日いうところの季節性アレルギー鼻炎を初めて論じた人物である。『嗅覚』という論文集に、「なぜアブー・ザイード・バルキは春バラの香りを嗅ぐと鼻炎になるのか」というタイトルの論考がある。

この論考の特徴は、バラ風邪の原因が頭部から降りてくるカタルのためであるとする「四体液説」に基づいた診断をしていることである。瀉血《しゃけつ》の勧めについても、ヒポクラテスやガレノスを踏襲していると考えられ、治療法に関しては、通常の鼻風邪との違いを認識しているようには思われず、例えばバラそのものを避けなければならないことに触れてはいるものの、強調はされていない。薔薇水でのうがい、薔薇エキスでのマッサージへの言及もあるにはあるが、これがホメオパシー効果(同質療法あるいは同種療法などと訳される)を狙った治療であるとか、あるいは現在いうところの減感作療法の一種であるとかいうには、かなり無理があろう。しかし、ラーゼスこそ、バラによるアレルギー性鼻炎を認識した最初の医者であったことは間違いない。

詩に謳われたバラ風邪

1889年に出版されたモレル・マッケンジー［1837―92］の著書『干し草熱と発作的なくしゃみ――その病因論と治療』（第5版）には、「バラ風邪に関する増補」がついており、中世におけるバラ風邪の症例報告がまとめられている。以下に、いくつかの例を紹介してみよう。

1565年、イタリア生まれのフランス人医師であるレオナルド・ボタロ［1530―71］は、『コメンタリオリ・デュオ（第二解説注解）』の中で、バラが存在すると、頭痛、くしゃみ、鼻のかゆみが発症する多くの症例を紹介して、バラ風邪と名付け、次のように説明している。

「しかし、ときには、多くの人には心地よい香りであっても、他の人にはそうでないということも起こりうる。私が知っているのは、何人もの壮健な男たちが、バラの香りを嗅いだ途端に激しい反応を惹き起こし、頭痛やくしゃみ、鼻孔の耐え難いかゆみを発症し、2日の間、引っかき続けずにはおられなくなってしまうような例である」

ドイツの薬学博士、ヨハン・ニコラウス・ビンニゲル（生年不詳）は１６７３年、バーゼル大学の薬学教授を夫に持つウルスラ・ファルキシン夫人が毎年バラの季節になると数週間鼻風邪に悩まされるという話を紹介している。また、同じくドイツの医師サミュエル・レデリウス［１６４４―１７１７］は、グリュンベルクのある商人の症例について、バラの香りを嗅ぐとたちどころに目の痒《かゆ》みを訴えて炎症を起こし、数日にわたって催涙と頭痛に悩まされることを記載した。

ジュネーヴの医者であったコンスタン・ド・ルベック［１６４５―１７３２］は、自らの症例を詳しく紹介しており、13年間にわたってバラの季節に風邪に悩まされ続け、季節が過ぎると症状が消えることを述べている。当初コンスタンは、夏の暑さが原因ではないかと考えていたのだが、たまたま１６８５年の夏は猛暑であり、イモムシの大発生によってバラが駄目になってしまい、その年にはいつものような症状が現れなかった。ところが、コンスタンが不思議に思っていたのも束の間、季節の終わりになって咲いたバラを何気なく手折った途端、突如として症状が現出したのである。そこで彼は、何らかのトゲのような物質がバラの花から放出されて鼻を刺激し、粘液を出させるのだと結論し、この症状を「バラの香りによる風邪」と名づけている。

スウェーデン人のヨハネス・ヘルリヌス［1612―75］は、教皇海軍提督であったオリヴィエロ・カラファ枢機卿（サンタ・マリア・ソプラ・ミネルヴァ教会のカラファ礼拝堂の建立者）もバラ風邪であったことを記している。カラファ枢機卿はバラの匂いに耐えられず、毎年バラの季節になると部屋に閉じこもり、宮殿の入り口に衛兵を立たせ、すべての訪問者に対して、花をもっていないかどうかをチェックさせていたらしい。

さて、古代や中世の人々は花粉症を奇病とみなしていたようであるが、決して忌むべき病として捉えていたわけではなかった。本章の最後は、ハキム・シャブレヤ・ガズナヴィの詩（1184年）で閉じることにしよう。原文はアラビア語だが、ここで紹介するのは英訳からの試訳である。バラ風邪を壮大なスケールで歌い上げた珠玉の作品である。

曙《あけぼの》の魔法のかいなが
東雲《しののめ》のうす暗いビロードの絨毯《じゅうたん》を巻き上げるとき
星々は王座から旅立ち
のぼり来る太陽はその燦《きら》めきを垣間見る

そはゆるやかに抜かれたる短剣の
おのが地に高貴なる戦いを挑みたるごと
薔薇の花のおもてには
鼻風邪のくさめこそふさわしき

第3章

ヴィクトリア朝の貴族病？

―イギリス―

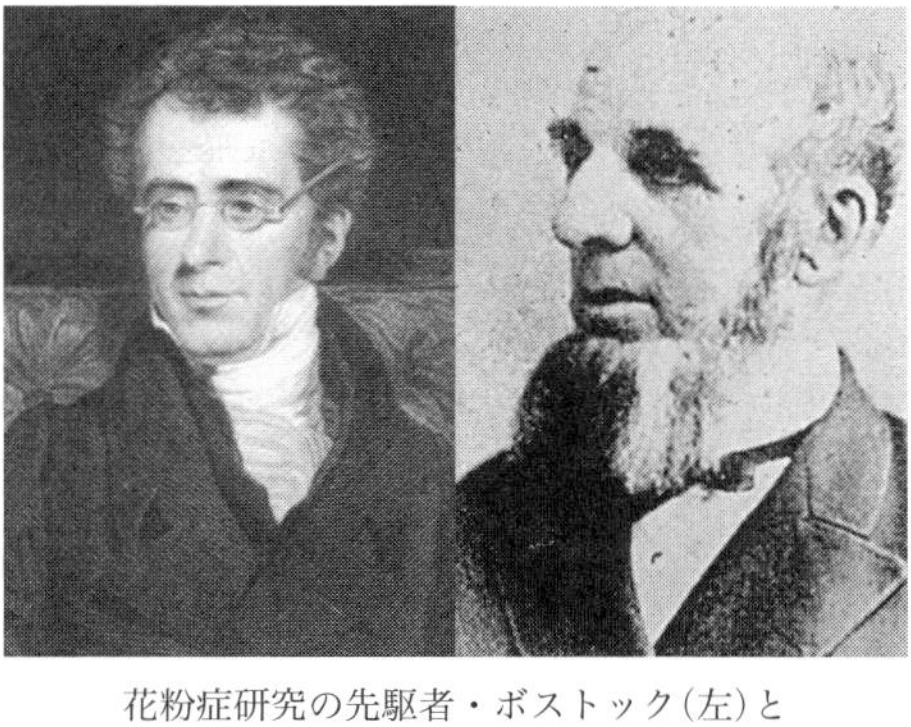

花粉症研究の先駆者・ボストック（左）と
ブラックレイ（右）

1　花粉症論文、初登場――ボストック

嘲笑の「新・文明病」

大英帝国がその絶頂期ともいうべきヴィクトリア時代「1837―1901」を迎えようとしていた1819年、「夏カタル」という名のもとに、花粉症はひっそりと産声を上げた。ロンドンをはじめとする大都市において、黒死病(ペスト)やコレラ、赤痢などの感染症が猛威を振るい、結核、痛風、神経衰弱、不眠症、ヒステリーなどが、いわゆる都市文明病として医師たちの関心を集めていた時代のことである。

新規の文明病の中で、花粉症は異端児であった。重篤な急性疾患ではなかったため、さっそく「船酔いと花粉症は、十中八九、同情ではなく嘲笑《ちょうしょう》を買う」と揶揄《やゆ》された。下船すれば嘘のように治ってしまう船酔い同様、花粉症もまた、シーズンが終われば、何事もなかったかのよ

うに過ぎ去ってゆく。太陽や外気を避け、涙や鼻水を垂らしながら部屋に閉じこもっている花粉症患者は、潮風を受けて爽快な航海を楽しんでいる中、一人だけ船倉で嘔吐《おうと》している哀れな船酔い患者の姿を彷彿《ほうふつ》させる。そんなわけで、苦しんでいる当人にとっては深刻であっても、死や感染のおそれがない花粉症の研究は、遅々として進展しなかった。

「夏カタル」の原因究明に挑んだのは、自ら花粉症に罹患《りかん》した医師たちである。やがて、その原因が花粉にほかならぬと確認された1870年代になると、花粉症はもはや奇病ではなく、社会的地位の高い教養あるアングロサクソン人限定の貴族病に変貌を遂げ、ある種のステータスシンボルとなるに至った。「憎まれっ子、世にはばかる」というべきか。

やがてイングランドで大衆病の地位を確立した牧草花粉症は、それを追いかけるようにして台頭したアメリカのブタクサ花粉症、さらに1世紀遅れで急成長した日本のスギ花粉症とあわせ、世界の三大花粉症と称されるようになった。

本章では、産業革命に伴って小さな影法師として立ち現れ、やがて絢爛《けんらん》たるヴィクトリア朝を等身大に映し出すほどの立派な文明病にまで成長した花粉症について素描したい。特に注目するのは、ジョン・ボストック［1773―1846］とチャールズ・ハリソン・ブラックレイ［1820―1900］という2人の偉大な研究者である。

花粉症、医学会に初登場

１８１９年3月16日、ジョン・ボストックは8歳の時から長年にわたり苦しんできた自分自身の経験をロンドン内科外科学会で発表した。この学会は１８０５年に設立され、種痘法を発明したエドワード・ジェンナー、進化論のチャールズ・ダーウィン、腐敗や病気と微生物の関係を追究したルイ・パスツールなども名誉会員となったイギリスでもっとも由緒ある医学会の一つである。講義は「目と胸の周期的な症状に関する症例について」と題して行なわれ、これが花粉症に関する学術論文の記念すべき嚆矢《こうし》となった。ボストックはこの病気が夏の暑熱に起因すると考え、「夏カタル」と命名した。

ボストックは１７７３年、リバプールで生をうけた。12歳の時、薬学の勉強を始め、ロンドン総合薬局で働いた。その後、ロンドンで解剖学、エジンバラで化学を学び、25歳の時、エジンバラ大学から医学博士号を授与された。父親の跡を継いで医者になり、リバプール王立診療所（現在のリバプール大学王立病院）に20年間勤めた後、１８１７年にロンドンに移り、ガイ病院で化学の講義を行なうかたわら、『生理学の基本体系』（１９２３年）という教科書を執筆。やがて王立協会の副会長に就任している。私の知る限り、ボストックの記念すべき講義の日本語訳は見当たらないので、少し長くなるが、以下に前半部分を試訳によって紹介しておこう。

ボストックの第一講義

私、ジョン・ボストック46歳は、痩せ型で繊細な性格ではありますが、運動能力はそこそこで、痛風の傾向があることに関連あるいは起因してさまざまな胃の不調があるものの、遺伝的にも体質的にも病弱ではありません。毎年6月の初旬あるいは中旬になると、激しさに強弱はありますが、以下のような症状が現れます。最初は、両目のまぶたの縁、とくに内側の隅の部分が熱を帯びて膨潤《ぼうじゅん》し、やがて眼球全体に及びます。最初のうちは、外見上、若干赤みを帯び、涙が出る程度なのですが、やがて症状が重くなり、激烈な痒みと疼《うず》きに襲われ、まるで眼球のある小さな箇所が刺されるあるいは突かれるような感じになり、同時に両目が重度の炎症に冒され、おびただしい量の濃い粘液が分泌されます。このような症状は、6月の2週目から7月の中旬にわたって、発作のように不定期に起こります。これらの期間、目の調子が極めて良いということはまれであり、1時間あるいは2時間続くような激しい発作こそ1日に2回あるいは3回以上起こることはないものの、どのくらい激しい発作がどの程度続くのかについては、はっきりしたことは何もいえません。いつもというわけではないのですが、たいてい発作は明らかに何らかの原因に起因しており、最も確からしいのは、湿った暑熱であり、さらにまぶしい日光や、埃あるいは目に触れるような他の物質、その他、温度を上昇させるようなあらゆる状況が考えられます。激しい炎症と粘液の分泌がしばらく続き、それから痛みや赤みは徐々に消えるのですが、通常、日中には、ある程度のこわばりが残ります。

このような目の状態が1週間から10日ほど続いた後、全体的に頭が重く感じられるようになり、それは特に前頭部でひどく、続いて鼻が過敏になり、極めて激しいクシャミの発作が突如として何度も起こります。それに伴って、胸が締め付けられるような感覚に陥り、呼吸が困難になり、喉と気管が全体的に過敏になります。胸のどこかが単独で痛いということではないのですが、呼吸をするのに必要な空気が入る場所が不足しているような感覚になり、声が嗄《しわが》れ、大きな声でしゃべるのには、常に苦労が伴います。これらの個々の症状のほか、長期にわたって気分がすぐれず、だるく、筋力が失せ、食欲が減退し、やつれ、眠られぬ夜が続き、しばしば大量の汗をかく一方で、四肢は冷えてしまいます。脈拍はずっと急になり、平均標準80から、100近くになり、そこそこ動いたりすると120かそれ以上にも上がります。

ボストックは、講義の後半で自ら試みた治療法について、「局所瀉血、下剤、発疱剤、断食、樹皮や他の強壮剤、鉄、アヘン、水銀薬、冷水浴の他、さまざまな点眼剤を周到に試みましたが、いずれもはっきりとした持続効果は認められませんでした」と述べている。

ボストックの第二講義

ボストックは9年後の1828年4月22日、同じロンドン内科外科学会において、再び「夏カタルについて」という講義を行なった。この講義では、既述の第一講義の後に診察した28名の症例を紹介し、以下のような特徴を挙げている。

①初発期は涙とくしゃみではじまり、胸の症状が出るのは年をとってからである、②8歳以下の子どもあるいは高齢者は発症しにくい、③中流ないし上流の貴族階級のみが罹患し、貧民の中には患者は見られない、④巷《ちまた》では、新しい干し草の匂いによって発症するとの噂が広まっており、「干し草熱(hay fever)」と呼ばれている、など。なお、hay feverは、日本では明治以来、「枯草熱」という訳語が定着しているが、枯草菌と関係ないことを示すため、本書では特別な場合を除き、「干し草熱」と訳しておく。やがて、ボストックが指摘しているように、一般には「夏カタル」よりも「干し草熱」という病名のほうが人口に膾炙《かいしゃ》していった。

第一講義と第二講義の間の9年間、「夏カタル」はほとんど医師たちの関心を集めず、寄せられた反論はわずかに1件だけが紹介されている。しかも、その反論は単に風邪と花粉症を混同していたにすぎなかった。他方、第二講義の方は、もう少しヨーロッパの医者たちの関心を集めることに成功した。それは、この9年間に患者数が増加したことに加え、「夏カタル」が貴族の病気であるというくだりが衆目を集めたからであろう。

諸説紛糾した病因論

ボストックは「夏カタル」の原因を牧草や干し草ではなく暑熱にあると考えた。その理由は、第二講義で以下のように述べられている。①1826年は牧草地が少ないタネット島で過ごしたが、そのわずかな牧草すら猛暑によってほとんど枯れていたにもかかわらず、症状が現れた。②1827年は牧草の多いキューで夏を過ごしたが、涼夏であったために症状がほとんど現れなかった。③干し草の匂いが原因だという説が巷に流布しているが、干し草の臭気を吸入するような状況下では、ほぼ暑熱に曝露されているはずである。

これに対して、スコットランドの外科医であったウィリアム・ゴードンは1829年、「夏カタル」の原因は、牧草の花の香りであり、とくにハルガヤ(*Anthoxanthum odoratum*)が原因であると主張した。ゴードンは部屋に籠もって窓を閉め切っておくと、症状が軽減されることにも触れている。

１８３０年にはロンドンのジョン・エリオットソンが聖トーマス医学学校で講義を行ない、「夏カタル」は主として植物の花の香りによって誘発されること、また下層階級の人々も「夏カタル」に罹患するが、通常、単なる風邪と誤診されてしまっていると反論した。エリオットソンは、暑熱が原因だと判断したボストックの論拠について、①１８２６年の場合、ほとんど牧草がなかったとしても、風が吹けば、どこからか必ず花の香りが届いたはずである、②１８２７年の場合、いかに牧草が繁茂していたとしても花が咲く前であれば症状は現れない、と論《ろん》駁《ばく》している。

さらに、「夏カタル」が1年の限られた時期にだけ発症する特徴から、間歇熱《かんけつねつ》の一種だとか、じん麻疹の仲間だとかという説も出され、また、教養のある人々が罹患する神経衰弱の一種だとか、特殊体質の人がなりやすい目や鼻の粘膜の炎症反応だという主張も現れ、その病因は、まさに諸説紛糾の様相を呈していた。

ドイツ人気質の研究者ヒューブス

ここで、その後の花粉症研究に大きな影響を及ぼしたドイツのフィリップ・ヒューブス〔1

804―80］の研究を紹介しておきたい。ヒューブスはナポレオン戦争の主戦場であったプロシアのフリートラントに生まれ、中等教育はベルリンで受けている。1827年に医学博士号を取得、ヴュルツブルク、パリ、シュトラスブルクで学んだ後、1831年にシャリテ・ベルリン大学に新設された解剖学教室の初代教授に就任している。当時、ヨーロッパで流行していたコレラの脅威がベルリンに迫っていたこともあり、原因究明のために解剖学の知識が求められていた。その3年前に音楽家ルートヴィヒ・ファン・ベートーヴェンの死体解剖が行なわれたことからもわかるように、当時、解剖学はやりの学問であった。

ヒューブスがギーセン大学の薬学部教授になったのは1843年のことで、国際的なヨーロッパ薬局方を作る構想を持っていたことが知られている。干し草熱の研究を始めたのは、1865年に早期退職するしばらく前のことで、その集大成である『典型的な夏カタル、あるいはいわゆる干し草熱、干し草喘息』を出版したのは1863年のことであった。

ヒューブスは、診察も行なったが、特筆すべきは、1859年にヨーロッパ大陸だけでなく、イギリス、アメリカにおける種々の医学雑誌に回覧文を載せ、干し草熱の周知と情報収集に努めたことである。質問票を配布して、それを集計するという統計的な手法は画期的で、フローレンス・ナイチンゲール［1820―1910］が『イギリス陸軍の保健と能率と病院管理に関する覚書』を著して医療統計学のさきがけとなったのが1858年であることを考えれば、彼もほぼ同時期の先駆者の1人といってよいであろう。

ヒューブスの質問文は、以下の7つの問いからなっていた。

①干し草熱の地理的な分布について。
②干し草熱の民族的な分布について（つまり、干し草熱が流行している国において、自国民と異邦人で影響に違いがあるかどうか）。
③干し草熱に対するかかりやすさが性別の違いによって影響されるかどうか。
④社会的な地位や教育の程度が干し草熱へのかかりやすさにどのような影響を及ぼすのか、また労働者階級が頻繁に干し草熱を発症するかどうか。
⑤一目ではっきりとわかるような干し草熱にかかりやすい特異体質というものがあるかどうか、また時間や季節にかかわりなく、干し草熱を回避することができるかどうか。
⑥同一家族内で、上記の条件が異なることによって、干し草熱にかかる人とかからない人があるかどうか。
⑦干し草熱患者に関して、1年の決まった時期に必ず発症するかどうか、あるいは1年に何

度も発症するかどうか。

ヒューブスの統計手法を用いた国際的な情報収集は多くの研究者に絶賛され、アングロサクソン民族が圧倒的に干し草熱にかかりやすいという定説が作られた。ヒューブスの質問票に回答を寄せることができるような医学ジャーナルを購読していた医者たちのうち、アングロサクソン民族に属さない人がどのくらいいたのか、またそもそもアングロサクソン民族以外で医者にかかることができる経済的余裕がある人がいたかどうかを考慮すれば、ヒューブスのデータは恣意的《しい》だという批判は免れないであろう。しかし、ヒューブスの研究のインパクトは絶大で、干し草熱は〝選ばれし民族〟の象徴と考えられるようになっていった。

ヒューブスは干し草熱の原因について、発症させる因子、悪化させる因子、異なる症状を引き起こす因子の3つを考え、以下のように結論している。

「「夏の最初の暑熱」が、すべての草本の香りを合わせたものよりずっと強力な因子であることがわかっている。私は症状が夏の暑熱の始まりによって引き金を引かれ、症状がいつ始まるかも暑熱しだいであると考えている」

ヒューブスは質問票を用いた網羅的な調査を行なってさまざまな論点を取り上げたが、花粉こそ「夏カタル」の発症に必要不可欠な主要因だと確認されるには、チャールズ・ハリソン・ブラックレイの登場を待たなければならなかった。

2　花粉症研究の父、ブラックレイ

実験的研究が突き止めた「黒幕」

ブラックレイは、1820年4月5日、ランカシャーのボルトンで生まれた。3歳半の時に父親と死別し、一家はマンチェスターに引っ越し、母親はそこで再婚している。子ども時代はブラッドショー・アンド・ブラックロックという印刷会社で丁稚《でっち》として働いた。シャーロック・ホームズが愛用した世界初の鉄道時刻表である「ブラッドショー鉄道ガイド」を作成したのは、この会社である。

丁稚が明けると、ブラックレイはマンチェスターで自前の印刷会社を立ち上げたが、その間、ずっと夜学に通い、化学、植物学、物理学、顕微鏡学、ギリシャ語などを学び続けた。おそらく、原子論で有名なジョン・ドルトン［1766―1844］や熱力学を樹立したジェームズ・プレスコット・ジュール［1818―89］が教鞭をとっていた現在のマンチェスター大学科学技術研究所や王立研究所などで学んだものと思われる。

ブラックレイがとくに関心を持っていたのはスウェーデンの科学者イェンス・ベルセリウス［1779―1848］の触媒論である。微量の触媒が大きな化学反応を引き起こす現象に注目したことが、微細な花粉によって「夏カタル」が引き起こされるという世紀の大発見の糸口になったと想像される。後年、病因物質をごく低濃度で処方することにより治療できるとするホメオパシーに関心を持つようになるのも首肯《しゅこう》できよう。

ブラックレイが生きた19世紀後半は、世界がごく微小な原子や分子の組み合わせで成り立っていること、生物の活動が目に見えない小さな細胞の機能によって支えられていること、ビールやヨーグルトの発酵が少量の酵素によって担われていること、光や熱を生み出す化学反応が微量の触媒によって促進されること、病気や腐敗が目に見えない微生物によって惹起《じゃっき》されることなどが、次々に明らかにされた時代であった。

1855年、ブラックレイは結婚とともにビジネスから離れ、医学の道に進むことにした。3年間、マンチェスターのパインストリート医学校で学んだ後、王立外科医師会の試験に合格し、マンチェスター郊外のハルムという村で開業する。「夏カタル」に関する実証研究の舞台となったのは、この村にほかならない。

ブラックレイが花粉こそ黒幕であると気づいたのは、１８５９年、たまたま子どもたちが置きっぱなしにしていた花瓶の中で枯れていた草束に触れたのがきっかけだった。「夏カタル」のシーズンではなかったのに、たちどころにクシャミに襲われ、花粉こそが犯人であるという確信を持つに至ったのである。ブラックレイは１８７３年に研究成果をまとめて『夏カタル（干し草熱あるいは干し草喘息）の性質並びに諸原因に関する実験的研究』を出版し、翌年、ブリュッセル大学から医学博士号を授与された。

ブラックレイが、「実験的研究」と銘打ったのにはわけがあり、ヒューブスのような統計的手法に限界を感じていたからである。もちろん、ブラックレイは、ヒューブスの業績を高く評価しており、「当時、干し草熱について知りうるあらゆる事項を寄せ集め、一つの形にまとめ上げることができたのはヒューブス博士のおかげであり、慎重に細心の注意を払って干し草熱の諸原因を追究できたのは、よく知られていない不明な事柄を扱う際に見られるドイツ人気質に負うところが大きい」との賛辞を惜しまなかった。

他方、ブラックレイはヒューブスによる微に入り細を穿《うが》った調査研究について、病因を細分化して考えすぎることによってかえって本質を見失うこともあり、もっと単純で合理的な見方に徹すべきことを訴えている。その帰結こそが「実験的研究」だったといえよう。

無謀な実験

ブラックレイの行動力には目をみはるものがあった。自分の身体を実験台とし、まず以下の5つの点について、事実検証を試みた。

①花粉は「夏カタル」の症状を生み出しうるのか?
②すべての花粉がそのような特性を持っているのか、もしくは一つあるいはいくつかの目《もく》の花粉に限定されるのか、そうだとすれば、どの目に属する花粉が原因となるのか?
③初夏に起こる「夏カタル」の発症に関与しているのは、どの目のどの種の花粉なのか?
④新鮮な花粉のみが症状を引き起こすのか、乾燥した花粉でも有効なのか?
⑤花粉中のどのような物質が、発症に関与しているのか?

ブラックレイは80種以上の植物の花粉を収集し、そのまま、あるいは乾燥させて、さらには抽出液にして、自分の鼻孔や軟口蓋《なんこうがい》に塗り込むとともに、結膜に点眼し、引っかいた皮膚にも擦り込んだ（後にスクラッチテストとして知られるようになった）。

その結果、牧草花粉の影響が極めて大きいことが、たちどころに把握できた。症状を引き起こす能力は花粉のサイズとは無関係で、花粉外壁を構成する非水溶性油脂の量と反比例し、煮沸しても効果は持続した。ブラックレイは、原因物質は含窒素化合物ではないかと推測している。

一連の実験がいかに無謀なものであったのか、以下に少し紹介しておこう。

結膜への点眼試験では「焼けるような痛み、くらくらするめまい、とんでもない激痛に襲われ、浮腫や水腫ができた」とあり、スクラッチテストでは「引っかき傷に絆創膏《ばんそうこう》で花粉を固定したところ、じん麻疹のようなミミズ腫れができた」と記す。

花粉以外の候補物質が犯人でないことを突き止めるための実験も苛烈を極めた。安息香酸（ハルガヤの花の主要な香気成分）をブンゼンバーナーで炙《あぶ》って蒸発させて吸入し、トンカ豆のチンキを室内で蒸発させてクマリン（新しい干し草の主要な香気成分）を充満させ身体に浴び、藁《わら》で培養したケタマカビやペニシリン（干し草の原料となる藁から空中に放出される）、過マンガン酸カリウムに硫酸を反応させて発生させたオゾン（当時、太陽光によって牧草からオゾンが生成すると考えられていた)などを吸入し、「夏カタル」とは症状が異なることを確認した。ケタマカビの実験では吐き気やめまい、ペニシリンの実験では声が嗄れ、失声症になったと書かれている。

空中の花粉量を測定する

次にブラックレイが挑戦したのは、空中に浮遊する花粉量の測定である。1866年から1869年にかけて、スライドガラスに若干のフェノールを加えたグリセリンを塗り、付着する花粉を数えたところ、空中花粉量が降雨や気温と連動し、症状の強弱とも符合することが明らかとなった。ブラックレイの場合、24時間における付着花粉数が10粒以上になると、花粉症の症状が現れた。

ブラックレイは牧草地から数マイル離れていても、あるいは都市の風下にいても発症するのを不思議に思い、上空に浮遊している花粉量と地上に飛散している花粉量を比較しようと思いついた。登山や気球ではなく、凧《たこ》を飛ばすことを考えたのはブラックレイの慧眼であり、チャールズ・ダーウィンはこの実験を天才的だと大絶賛した。

ブラックレイが飛ばした凧は6×3フィート(約180×90センチメートル)の大きさで、センターシャフト(縦骨)に半円形のベンダー(湾曲させた肩骨)をつけ、アマニ油とニスで防水加工を施した薄葉紙を張ったものである。ここに件《くだん》のスライドガラスを取り付けて飛ばしたところ、1000〜4000フィート（約30〜1200メートル）上空では、地上よりも10〜15倍近い量の花粉が浮遊していることが明らかになった。この実験は1868年から1871年にかけて8回以上繰り返し行なわれたが、花粉量には変動が見られたものの、地上に比べて上空の花粉量が10倍以上多いという結果は、不変であった。ベンジャミン・フランクリン［1706―90］が凧揚げ実験によって雷が電気現象であることを証明したとされる約120年後のことである。

ダーウィンからブラックレイへの手紙

ブラックレイは、当時まったく無名な医師であったが、彼の本の価値をいち早く認めたのは、またしてもチャールズ・ダーウィンであった。植物観察に没頭し受精の神秘を解き明かしたシュプレンゲルの時もそうであったように、彼が人に対しても、自然に対しても、曇りのない冷徹な目を向けていたことは尊敬に値する。ダーウィンがブラックレイに宛てた7ページに及ぶ手書きの手紙が残されているので、試訳によって紹介してみたい。この手紙を読むと、ダーウィンがブラックレイの本を読み始めてすぐに夢中になり、読了を待たずに慌ただしく筆を執《と》った興奮が、まるで手に取るように感じられる。

7月5日

拝啓

私は貴殿の本を3分の2ほど、大変興味深く読みました。花粉に皮膚や粘膜を刺激する力があるということは、私にとって驚くべき事実です。沸点よりかなり高い温度で乾燥させて花粉を殺し、なお害毒を及ぼすかどうか調べてみてはいかがでしょうか。ところで、私がいま筆を執っている目的は、植物は粘着質の花粉を持つか、あるいは非粘着質の花粉を持つかで二つのグループに大別できることを、貴殿が完全にはご存じないように思われるとお伝えしたかったためです。

前者は昆虫によって受粉するため〝虫媒〟植物と称され、後者は風によって受粉するためデルピノによって〝風媒〟植物と名付けられました。おそらく草を刈り乾燥させた場合、虫媒花粉のいくらかは吹き飛ばされるかもしれませんが、自然の状態では、そのようなことはほとんど起きません。一方、風媒植物の花粉は、あらゆる方向へと飛ばされ、残ることはほとんどありません。貴殿がリストに挙げられたイネ科、カヤツリグサ科、尾状花序をもつ仲間、イラクサ科、さらにタデ科およびオオバコ科のあるものは、まったくの風媒植物です。

針葉樹も完全に風媒植物に属し、チロル地方の湖は、ときにモミの木の花粉で覆われるほどです。

貴殿が、このような性急ないくつかの所見を受け入れてくださるとよいのですが……。

最大の敬意を表しつつ、チャールズ・ダーウィン

同席しているバードン・サンダーソン博士に貴殿の本をお見せしたところ、一読され、大変関心を持たれました。

追伸。いま少し読み進めました。貴殿がなさった上空における調査は極めて天才的であり、心から興味深く思います。些細なことですが、気づいた点を一、二点付け加えておきます。
148ページ　私はアメリカ海岸を航行中、バケツで吐き捨てるほどの花粉がデッキに掃き寄せられてきたのを見たことがあります。ただし、確かな記録をお伝えすることはできません。
152ページ　私は、花粉が花粉管を通して牧草の毛の生えた柱頭にその内容物を放出した後は、殻だけになってしまい、強風が吹けば容易に風に飛ばされてしまうだろうと思い

ます。

157ページ　ソバは確かに虫媒植物であり、雌雄同花であるがゆえに、受粉が完全に行なわれるかどうかは、蜂次第です。ソバの花粉は、風が吹いてもほとんどあるいはまったく運び去られることはありません。

第二追伸。(優れた観察者である)リリーは〝ミズーリの有害昆虫に関する第5次年次報告〟において、セント・ルイスの近くでは、まるで硫黄をまき散らしたかのように、大量の針葉樹の花粉で覆われていたと述べています。これらの花粉は400マイル離れたモミの木から飛んできたに違いありません。

敬具

すでに時の人となっていたダーウィンからこのような賛辞と熱意の込められた手紙を受け取ったブラックレイがいかに大きな励ましを受けたかは、想像に難くない。彼は第二版でダーウィンのコメントを取り上げて解説を加えている。

「貴族病」の説明

ブラックレイは「夏カタル」が産業革命とともに出現し、とくに牧師と医者に多く見られ、干し草まみれになっている農民には皆無であるという奇妙な現象について、以下のような説明を試みた。

「夏カタル」は、イギリス産業革命に伴い、教養階級に属する人々が長年にわたる系統だった職業訓練や書物による教育に刻苦勉励するようになった結果、神経をすり減らし、花粉に感作しやすくなって発症する神経疾患である。農業革命の結果、耕作地が増え、牧草の栽培面積が拡大し、原因花粉が増えたことも一因となっている。一方、農民の場合、恒常的に花粉にさらされることによって一種の鈍感力が獲得され、免疫される。

ここで、ブラックレイは「immunity（免疫）」という言葉を使っているが、後日、発見されることになる抗原抗体反応による免疫メカニズムのことを述べているのではなく、一度罹患した患者は二度目は免れるという、昔ながらの用語法に倣《なら》ったものであった。

ブラックレイの説明を補足しておこう。ボストックが講義を行なった１８２０年代頃は、中世のバラ花粉症と同様、「夏カタル」は特異体質の人に限られる極めてまれな疾患だったはずである。しかし、ブラックレイが前述の『夏カタル（干し草熱あるいは干し草喘息）の性質並びに諸原因に関する実験的研究』を出版した頃になると、とくに上流階級に属する多くの人々が花粉症を患うようになっていた。考えられる理由としては、イングランドの人口そのものが１８２０年の１５０万人から１８８０年の３００万人に倍増していること、１８０２年から１８４４年までの間に２０００近い土地の「囲い込み法」が成立し、イングランドの約4分の１の耕地が囲い込まれて牧草地になったこと、１８２０年代に暗渠《あんきょ》排水技術が考案され、荒れ地や沼地が開拓されて19世紀後半に農地や牧草地が飛躍的に拡大したこと、１８４８年の穀物法撤廃に伴ってウクライナから安い小麦が輸入されるようになり、１８５０年から１８８０年にかけて花粉症を誘起しやすいイタリアン・ライグラスが小麦に代わって栽培されるようになったこと、などが挙げられよう。

井上栄は名著『文明とアレルギー病』(講談社、１９９２年)の中で、軍艦造船のためにイギリスの森林が伐採され、その跡地が牧草地になり、花粉症が蔓延《まんえん》するに至ったと述べている。しかし、森林の衰退は主として18世紀後半に進行した現象であり、19世紀後半における花粉症台頭の説明としては、いささか的外れの感を禁じえない。ブラックレイも軍艦製造による森林伐採に関しては一言も語っていなかった。

ヴィクトリア朝後期はイギリスの上下水道が整備された時期であり、衛生環境が向上して感染症や寄生虫が減ったこと、また富裕層における牛肉や羊肉、ミルクやチーズの摂取量が増え、免疫に関係するタンパク質量が増加したことなども、花粉症患者増大の引き金となったはずである。

3　名誉ある病に昇格

ステータスシンボルとしての花粉症

かつては船酔いと同様に軽蔑の眼差しを向けられていた花粉症であったが、ブラックレイの頃になると、貴族階級のステータスシンボルとなっていた。枚挙にいとまがないが、目につく記述を拾ってみよう。

スコットランド出身でロンドン病院臨床医学名誉教授であったアンドリュー・クラーク卿［1826―93］は、1887年に開催された西ロンドン内科外科学会で、「花粉症は、女より男、無知な人より教養人、粗野な人より紳士、道化師より廷臣、田舎より都会……そしてアングロサクソン民族、少なくとも英語を話す民族を選ぶ」と述べている。

フィラデルフィア大学教授で内分泌学者であったチャールズ・サジュ［1852―1929］は、

『鼻と喉の疾病に関する講義』（1890年）の中で「アメリカ人とイギリス人が主たる花粉症患者である理由は、この二つの偉大な民族が喫茶を嗜《たしな》むからである」と主張した。

イギリス人で耳鼻咽喉学のパイオニアでもあったモレル・マッケンジーは「イギリス人とアメリカ人だけが花粉症にかかるほぼ唯一の民族である。ノルウェー、スウェーデン、デンマークなどの北欧では患者は見られず、フランスやドイツ、ロシア、イタリア、スペインでもまれである。アジアやアフリカではイギリス人だけが罹患する。イギリス内では、北部よりも南部で多く、アメリカではほぼ全州で患者が見られる」と述べている（『干し草熱と発作的なくしゃみ――その病因論と治療』1889年）。マッケンジーは、同書の初版で「オーストラリアやニュージーランドにも花粉症患者がいるはずであるが、いまだそのような報告に接していない」と書いたが、その後さっそくニュージーランドから花粉症の女性がいるという情報が寄せられ、次の版で意気揚々と補足説明を加えている。

エジンバラ王立診療所の耳鼻咽喉学者ピーター・マックブライド［1854―1946］は「花粉症と関連体質について」（1888年）という論文で、「頭脳労働の若い男と神経衰弱の若い女が花粉症にかかりやすい」と述べている。

優生学的発想への誘惑

アメリカの神経学者ジョージ・ミラー・ビアード〔1839─83〕は、花粉症にかかりやすい典型として「細く柔らかい髪、繊細な肌、彫りの深い顔立ち、小さな骨格、軟弱な筋肉、優れた知能、積極的で感情的な性格」という特徴を挙げ、さらに続けて、「粗野で生まれが低く、無教養な人よりも、文明の中で精錬され、教養があって……肉体労働よりも頭脳労働、田舎よりも都市、商店や農場よりもデスクや説教壇、会計ルームに多くみられる」と述べている。ビアードは先に触れたドイツのヒューブスが、北アメリカでは干し草熱が少ないと書いたことに不満を示し、「現在では、イングランドよりもアメリカの方が干し草熱患者は多く……おそらく2万5000人から5万人くらいはいるであろう」と反論した。

彼は「優生学」という言葉を生み出したゴルトンの『遺伝的天才』(1869年)やダーウィンの『人及び動物の表情について』(1872年)を引用しており、優生学や進化論に大きな関心を持っていたことが見てとれる。花粉症を文明病として捉え、優生学的な解釈をしようとする誘惑は、第5章で述べるように、アングロサクソン民族だけでなく、日本人にも受け継がれていくことになる。

花粉症は神経衰弱？

バラ風邪が珍病・奇病と見なされていた中世の場合、バラの花に過敏に反応するのは特殊体質の人に限られると考えられていた。しかしブラックレイは、ヴィクトリア時代に興隆したイギリスの牧草花粉症について、都会のナーバスな仕事に就いている上流階級のエリートが患う神経症と考えた。「神経衰弱」という言葉を普及させた前項に引用したアメリカの神経学者ビアードも、『アメリカの神経症』（1881年）の中で、現代文明こそが、気候変動、食物、薬、その他のさまざまな刺激物に過度に反応してしまう神経過敏体質を作り出したとし、次のように述べている。

「蒸気機関、電信、定期刊行物などの急激な技術発達、リズムもメロディーも持たないノイズの蔓延、ビジネスの増加とさまざまな発見の連続、家庭問題や金銭トラブル、市民・宗教・社会における自由の普及、変化の激しい気候、また、とくにアメリカの北部ないし東部地域の教養階級あるいは成功者など〝頭脳労働者たち〟の急かされて働く労働環境が、神経過敏体質を作り出したのだ。こうして過敏になった神経が、夏の暑熱のもと、埃や太陽光、花粉などの外部物質によって刺激を受け、発症に至るのである」

モレル・マッケンジーも神経症説に同意し、こう述べる（1889年）。

「干し草熱（花粉症）が最近になって蔓延するようになってきたのは、今世紀になって生み出された〝神経〟衰弱に起因しており、その最も初期の症状であることは疑いない。文化や文明が進歩するにしたがって音や色や形に対する過度の反応が次々と現代病を生み出しており、21世紀あるいは22世紀にもなれば、人類は神経を束ねたような純知性的な存在になってしまい、あたかもダイナマイトが詰まったカボチャのように、激情に突き動かされて自壊してしまうに違いない。私たちはそのようなやるせない全知の時代へとひた走っているのである」

ビアードは花粉症の処方として、神経衰弱の治療に用いられていたヨードカリ、クロラール、ベラドンナ、ガラナ、カフェイン、電気療法、チリ硝石《しょうせき》、キニーネ、モルヒネ、アヘン、メグハッカ、クロロフォルム、トリカブト、マチン、ヒ素などを試したが、有効な薬は見つからなかった。

松下禎二と病原菌説

花粉こそが「夏カタル」の主たる原因であることを突き止めたブラックレイは、将来の展望として、花粉に含まれる成分を化学的に分析して、原因物質を突き止めるべきことを提言した。

しかし、折しも、パリのパスツール研究所やベルリンのロベルト・コッホ感染症研究所の活躍がめざましく、炭疽《たんそ》病、狂犬病、ジフテリア、破傷風などの原因微生物が次々と発見され、ワクチンや抗毒素が日に夜を継いで開発されていた時代である。鼻粘液中の微生物によって花粉症が引き起こされるのではないかという病原菌説が有力となっていったのも首肯できよう。

花粉症患者の鼻汁を顕微鏡観察してビブリオ菌を発見したのはプロイセンのヘルツホルムであった（1867年）。彼自身、花粉症を患っており、キニーネの処方を試みている。ヘルツホルムの主張は、鼻汁のビブリオ菌が夏の暑熱によって活性化して症状を引き起こすというものであった。ヘルツホルムの病原菌説は、ゲオルク・スティッカーらに引き継がれた（1896年）。

日本人の中にも、世界的に有名な花粉症病原菌説の主唱者がいる。プロイセン王国立ブレスラウ府大学（現在ポーランドのヴロツワフ大学）衛生学教室で研究していた松下禎二［1875―1932］だ。松下は後に京都帝国大学で微生物学の教鞭を執ることになり、やがて衆議院議員にもなっている。日本で最初にタバコ害や接吻の害を指摘した人物で、著書の『衛生百話』（博文館、1920年）は、当時、一般に広く読まれたようである。

松下は1902年に長崎医学専門学校研瑶会の『研瑶会雑誌』に「枯草熱ノ原因ニ就《つい》テ」を、

また『中外医事新報』に「枯草熱ノ原因論追加」を寄稿した。前者は25ページに及ぶ詳説であり、引用文献の掲載は省略されているが、当時参照することができたほぼすべての文献が通覧されており、特に鼻粘液の細菌学的検査結果の解説が詳しい。後者は1901年にハンブルクで開かれた「第73回独乙万有学及医学会」におけるワイルの報告（「枯草熱ノ原因ハ花粉ニアラズシテ一種ノ球状菌ナリ」）を受けて自身が行なった実験について概説したものである。ワイルの報告では枯草熱患者の鼻粘液中には白色スタフィロコックス菌が多く観察されたが、松下の実験ではストレプトコッケン菌が優越することが認められた。「吾人ハ、ワイル氏ト同ジク花粉説ニ対シテ大ニ疑惑ヲ容《い》ルルモノナリ」というのが松下による結論であった。

ワクチン開発の試み

ドイツ人医師アルフレッド・ヴォルフ＝アイスナー（1877―1948）は、花粉症患者の目に花粉溶液を点眼すると充血、膨潤、かゆみなど激しい症状を引き起こすことを観察し、1904年、アナフィラキシー説を提唱した。アナフィラキシーというのはノーベル賞学者であるフランス人生理学者シャルル・ロベール・リシェ（1850―1935）らが、1902年、イヌがを用いてクラゲ毒の免疫の研究をしていたとき、3〜4週間後の二度目の注射によってイヌがショック死した現象に対して名付けたものである。その後、花粉症治療にもワクチンや抗毒素を利用する研究が行なわれるようになった。

花粉に対する免疫誘導の研究に初めて取り組んだのは、ミネソタ出身でハンブルクの国立衛生研究所の所長となったウィリアム・ダンバー［１８６３―１９２２］である。彼は花粉に含まれるタンパク質に付着した毒性物質によって症状が引き起こされると考え、果敢にも自分自身とアシスタントに花粉抽出液を皮下注射して「能動免疫」を誘導する実験を行なった。しかし、激しい呼吸困難に陥り瀕死状態になってしまった。

ダンバーの記録によると、前腕にアレルゲンタンパクを注射した30分後、目・鼻・口の粘膜に激しい症状が現れ、胸の痛み、発汗、喀痰《かくたん》、脈拍の急上昇、声の嗄れが起こり、50分後には全身にじん麻疹が出て、注射した場所は5日間腫れ続けたという。そこでダンバーは能動免疫を諦め、「受動免疫」を誘導する方針に切り替えた。

最初に試みた能動免疫とは、異物の侵入などを受けた本人に誘導される免疫を指す。それに対して受動免疫は、ワクチンや花粉抽出液によって能動免疫を誘導した例えばウマの血清などを注射することによって、本人が獲得する免疫を指す。

ダンバーは花粉抗毒素を含むウマの血清を製剤化し、「ポランチン」の名で売り出した。ポランチンはヨーロッパの患者に対しては5割程度の花粉症軽減効果を発揮したが、アメリカの花粉症には無効であった。やがてポランチンがアナフィラキシーを起こすという報告も現れ、受動免疫の手法は行き詰まってしまった。

その後、能動免疫に再挑戦したのが、ジョン・フリーマン［1877―1962］とレオナルド・ヌーン［1878―1913］である。彼らはともにパリのパスツール研究所で学び、ロンドンのセント・メアリーズ病院に勤めていた。彼らは、ごく低濃度の花粉抽出液の注射が症状緩和に有効であることを見いだし、徐々に濃度の高いものに慣らしていく脱感作（減感作）療法を考案し、1911年、『ランセット』誌に報告した。

一方、シカゴのラッシュ医科大学の教授であったカール・ケスラー［1880―1925］は、診断と脱感作療法に用いる標準花粉抽出液の作成に努め、ダンバーが用いた抽出液の10万分の1の濃度の溶液を用いて83％の成果を上げることに成功した。このことからも、ダンバーが自らに試した花粉抽出液が、どれほど高濃度で危険であったかが理解できよう。しかし、効果の持続性や汎用性に難があり、ケスラーが目指した万能な標準花粉抽出液の作成は成功しなかった。一人一人がどの種類の花粉に反応するかはまちまちで、原因植物の組み合わせも地域ごとに多様だったためである。

このような花粉抗毒素とワクチン開発の試みが、アナフィラキシーやアレルギーに対する理解を深め、両者が免疫反応として矛盾しないことが明らかになり、やがて花粉症は免疫アレルギー疾患として位置付けられるようになっていった。この頃になると、花粉だけでなく、埃やペット、卵や魚介類、金属やシリコンなどに対して過敏な反応を示す人が増え、問題は人間の側にあるのではないかという疑問が湧いてくるようになった。

こうしてみると、花粉症を含むアレルギーの歴史は、医学史としてよりは、むしろ環境史あるいは文明史として描かれる必要があると理解できる。とくに、レイチェル・カーソン［1907―64］やセロン・ランドルフ［1906―95］らの功績により、免疫学者や臨床医たちのあいだでは「アレルギーは単なる免疫システムの不具合ではなく、環境や生態系のダメージによって引き起こされた危機に対処するための、極めて適切な身体の防御反応である」との認識が共有されるようになった。つまり、花粉症は、極めて適切な身体の反応なのである。要するに、花粉が悪いのでも、私たち患者の個人個人が悪いのでもない。まさに適切なことが起こっているのだ。

第4章

ブタクサの逆襲

—アメリカ—

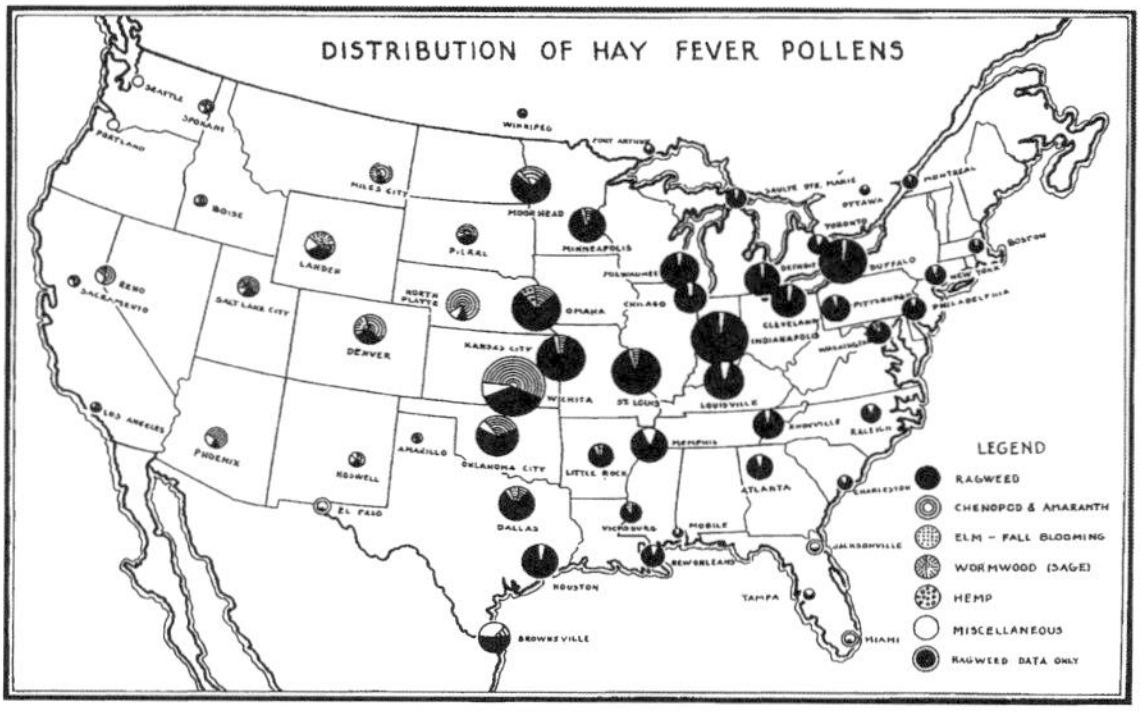

アメリカ花粉地図(ダーラム作成). 円の大きさが花粉量, 扇形の塗り分けが花粉の種類を表す(黒がブタクサ)

1　花粉症の選ばれし家、アメリカ

「イギリスは花粉症誕生の地、アメリカは花粉症の選ばれし家」と述べたのは、イギリスの咽頭科学のパイオニア、モレル・マッケンジーであった。アメリカのジャーナリスト、ウィリアム・ハード［1878―1962］は、「花粉症は、今日、アメリカの特産品である。他のどんな国でも、花粉症がこれほどの雇用を生み、富をつくり出す源となっているところはないであろう」と述べている。

一方で、『花粉粒』（1935年）や『花粉症植物』（1945年）などの著作で知られる該博な植物学者ロジャー・フィリップ・ウードハウス［1889―1978］は、「花粉症は人が作り出した病である。土地を適切に扱わなかった結果、花粉症の原因となる雑草たちが、バランスのとれた植生を回復するために、自然の救世軍として前衛に立っているのだ」と警鐘を鳴らし、花粉症蔓延の原因となった乱開発を批判した。

本章では、アメリカのフロンティア・スピリットとブタクサ花粉症の奇妙な共生関係について述べるとともに、花粉症ビジネスの台頭や、今なお続くブタクサと人類との熾烈《しれつ》な闘いについて論じてみたい。

モリル・ワイマン医師と「秋カタル」

イギリスでは、干し草を作る時期に発作が始まるため、花粉症は「夏カタル」あるいは「hay fever（干し草熱）」と呼びならわされてきた。一方、アメリカでは夏よりも秋に発症することが多いため、「秋カタル」という病名が提唱された。命名者はモリル・ワイマン医師［1812―1903］である。

ワイマンの祖先は、1640年にイングランドからアメリカのマサチューセッツ湾植民地に渡ってきたフランシスおよびジョンの兄弟にまで遡る。アメリカにおけるワイマンという姓は、ほぼこの2人に由来しており、モリルはフランシスから数えると13代目にあたる。モリルの父親であるルファス・ワイマン［1778―1842］は永年にわたってマックリーン精神病院に奉職した医者であった。モリル・ワイマンは1877年「マックリーン精神病施設の初期史」というパンフレットを執筆し、父親のパイオニア精神を称揚している。

モリル・ワイマンは１８１２年にマサチューセッツ州で生まれ、ハーバード大学で医学を学び、１８３７年に医学博士号を取得している。その後50年以上にわたって同州ケンブリッジで活動した。女生徒への体罰禁止のために尽力したことでも知られている。

モリル・ワイマンが初めて秋カタルを患ったのは、１８３３年、ハーバード大学を卒業した21歳の秋のこと。翌年以降は、決まって8月20日から24日の間に発症するようになった。ワイマンは、１８６６年、ボストンで開催されたマサチューセッツ医学会で自らの症例を報告している。『ボストン・ジャーナル』に掲載された講義概要を見てみよう。

「ケンブリッジのワイマン博士はこれまで未知であったある種のカタルないし風邪に関する報告を行ない、「秋カタル」と命名した。本邦では毎年、二種類のカタルが発生する。夏カタル(通常バラ風邪、干し草熱、ないし6月風邪と呼ばれる)が5月の最後の週ないし6月の最初の週に始まり4~5週間継続するのに対して、秋カタルは8月の最後の週に始まり9月の最終週まで継続する。くしゃみや目の痒み、とくに涙丘の痒みと涙、おびただしい鼻水が、突如として発作的に始まり、激しく目を擦《こす》らずにはいられなくなる。くしゃみ、鼻水、鼻づまりは、突然やってくるのだが、去っていく時も、来た時同様、数分と経たないうちに、何事もなかったかのように去っていく。9月の第2週目には咳が始まるが、これはとくに乾燥した埃っぽい天気の場合ひどくなり、強い東風が吹くと緩和する。症状は夜にひどくなり、時に喘息症状を伴うこともある。この病は9月の第3週には沈静化し、10月の第1週、あるいは初霜の頃になると、完全に癒えてしまう」（1866年6月2日号）

ワイマンは数多くの症例を集めた結果、アメリカ以外の国では、秋カタルが起こらないか、起こっても極めて軽微であることに気がついた。例えば、21年間この症状を患っていた女性が、1866年にヨーロッパ旅行をしたときのケースでは、8月20日にベルンからパリに行き、9月6日にリバプールからニューヨークに船旅をしたところ、ヨーロッパ滞在中は何ともなかったのに、ニューヨークに到着したとたんに発症したという。

またアメリカ国内にも秋カタルが発症しない聖域があり、12年間にわたってひどい症状に悩まされていた女性が、1853年に、たまたまニューハンプシャー州のホワイトマウンテンズを旅行したところ、まったく症状が現れず、翌年以降も、同じ場所で発症を免れていた。調べてみると、標高が800フィート（約244メートル）程度以上の高地では秋カタルは発症せず、なかでも標高約1200フィート（約366メートル）に位置するホワイトマウンテンズのリゾートホテル、グレンハウスがもっとも安全だということがわかった。ワイマンは9月の気温が華氏36〜40度(摂氏2・2〜4・4度)を示す等温線が、9月に秋カタルの症状が終焉を迎える地域の境界線と極めてよく一致することを見出し、秋カタル汚染地図を作成した。

犯人はブタクサ?

ワイマンは何人もの患者たちから、ブタクサが極めて怪しいという報告を聞いていた。なかには、人間だけでなく、馬も発症するとの証言もあった。そこで、1870年の9月初旬、ケンブリッジの自宅の庭ではちきれんばかりの花粉に覆われているブタクサを集めて箱に詰め、ホワイトマウンテンズのグレンハウスに運び込み、通常は症状が消える9月23日まで置いておいた。それから包みを開け、息子と二人で匂いを嗅いでみたところ、たちどころにくしゃみが出て鼻と目と喉の痒みに襲われ、鼻が詰まり、口蓋が腫れあがり、咳こそ出なかったものの、通常の秋カタルのすべての症状が発現し、翌日の午後になっても治まらなかった。ところが、ワイマンの2歳年下の弟は、同じ旅の一行でありながらブタクサの箱に近寄らなかったため、症状はいっさい現れなかった。

ワイマンはこの後3年間、同じ実験を繰り返した。3年目の1873年の場合、10月6日にヨーロッパ旅行から帰国し、10月27日にブタクサの匂いを嗅いだところ、やはり２日間にわたって症状が現れたと記している。しかし、ワイマンは研究者として極めて慎重な態度を示しており、室内で育てたブタクサで症状が再現されないことがあったことから、秋カタルの原因をブタクサのみに帰することには躊躇《ちゅうちょ》を覚えていたようである。

ワイマンは以上のような観察と実験の結果として、①秋カタルの始まりはブタクサなどの開花期と一致している、②秋カタルの症状が消えるのは、ブタクサの開花が終わり、種子が形成される時期と一致している、③霜が降りて植物体を枯らす時期に、秋カタルの症状は一気に消失する、④大都市の緑がないところでは秋カタルの症状は現れない、⑤秋カタルは特定の地域でしか発症しない、⑥海上ではいっさい秋カタルの症状は現れない、などの理由を挙げ、ブタクサを含む植物の花粉が秋カタルの唯一とまではいえなくとも最も強力な原因であると結論した。これらの研究成果は、１８７６年、『秋カタル干し草熱および解説地図』にまとめられた。

2 フロンティア開発とブタクサ

広がるブタクサのフロンティア

ところで、ブタクサの学名は、*Ambrosia artemisiifolia* という。属名のアンブロシアは、ギリシャ神話に出てくる「不老不死の神々の食物」を意味する。分類学者リンネの命名だが、「悪魔の食物」の間違いではないかと調べてみると、リンネ流のスウェーデン・ジョークなのだそうだ。

ブタクサは食べると苦く、空腹の牛が仕方なく食べるものの、その牛乳はニンニク臭とまではいかないとしても、キニーネくさいミルクになるようだ。私には天才のユーモアセンスがよくわからないが、「スウェーデン(Sweden)」を「甘くする(sweeten)」と解釈できることから、こういうジョークが成り立つらしい。抜いても抜いても生えてくることから名付けられたとの説や、植物学者ジョン・アンブローズに由来するとの説もあるが、いずれも根拠のない当て推量であろう。

種名であるアルテミシイフォリアは「ヨモギの葉」の意。アルテミシアというヨモギ属の学名は、ギリシャの女神アルテミスに由来し、女性の月経や分娩に薬効があることから名付けられたという。英名のragweedはギザギザの(ragged)葉をもつ草(weed)という意味であり、和名のブタクサは英語の別名hogweedからの訳である。雄花を下から眺めると豚(hog)の鼻の形に見えるからであろう。

アメリカ先住民は、ブタクサ属を伝統的に薬用に供していたらしく、チェロキー人は虫さされやじん麻疹、発熱、肺炎に、イロコイ人は下痢の治療に用いていたとの記録がある。またオオブタクサの種子は約20％の食用油を含み、先住民たちの食材ともなっていた。ユディス・エヴァンスの研究(２０１３年)によると、ブタクサは、止血剤、防腐剤、催吐剤、軟化剤、解熱剤として用いられ、根を煎じたお茶は、吐き気、熱、月経不順、便秘などにも効果があるとされている。

ウィスコンシン大学マディソン校の歴史学者グレッグ・ミットマンは、ブタクサの原産地は南米で、アンデス山脈のふもとを通って中米までたどり着き、その後北進してロッキー山脈の東側にパッチ状に分布するようになったとする。アメリカ南部では、19世紀、鼻血止めの民間薬として広く使用されていたらしい。

ブタクサは裸地を好む侵入雑草であり、自然状態では火災や洪水の跡地くらいにしか安住の地を見出すことができない。しかし、人間による開拓が拡大するにつれ、ブタクサも自らの版図を広げていくことになった。つまり、ブタクサの繁茂はフロンティア精神に満ちたアメリカ開拓史と表裏一体の関係にあり、冒頭に掲げたウードハウスが述べているように、ブタクサ花粉症は、開拓者たちが自然を陵辱したことに対する手痛いしっぺ返しとなったのである。人間が裸にした土地にただちにブタクサが生えるのは、貴重な表土を流失しないための自然の知恵にほかならない。

かつてロッキー山脈の辺りにひっそりと分布していたブタクサは、大陸横断鉄道の発達や、1920年代以降のオートキャンプの流行により東海岸まで到達し、やがて都市開発の際にできる空き地などに進出していった。先述のミットマンによれば、「ブタクサは「自然に帰れ」という標語を掲げて自然公園などに向かうアメリカ人と逆コースをたどって版図を拡大し、都市文明の中にできた荒廃地に進出して、「無駄の多い破壊的な自然開発に対する報復」という自らのアイデンティティを獲得していったのだ」という。

花粉症リゾートの形成

１８００年代、ニューハンプシャー州ホワイトマウンテンズの小さな民宿に泊まったのは、山道を通過するわずかな農夫や商人たちだけであった。しかし、１８２０年代になると、ワシントン山をめざす上流階級の登山客が姿を見せるようになり、やがて、１８５０年代になると、ワシントン山に9つ、またその周辺にもいくつかのホテルができ、５０００人以上の宿泊客を収容するようになった。さらに南北戦争（１８６１〜６５年）以降には贅沢の粋をきわめた観光ホテルが建設された。

花粉症リゾートの形成には、国務長官を務めたダニエル・ウェブスター［１７８２―１８５２］が一役買っている。彼は１８３２年に秋カタルに襲われ、以後、毎年8月23日になると発症していた。くしゃみと鼻水に始まり、目が膨潤して、書面にサインをすることすら困難になったため、１８５０年にはミラード・フィルモア大統領に手紙を送り、２年後、健康上の理由ということで国務長官を辞している。

ウェブスターは１８４９年に、ホワイトマウンテンズにフランクリンを訪ねた際、症状がずっと楽になったことにヒントを得て、１８５１年に再度この地を訪れ、ほぼ発症を免れることに成功した。彼は富裕層の友人たちや支援者たちに自らの成功譚《せいこうたん》を話し、やがて観光業界による宣伝もあって、花粉症ホリデーはアメリカ有閑階級の年間行事となるに至った。

ワイマンの本が出版された1870年代後半、アメリカの花粉症は、イギリスの「貴族病」と同様、有閑階級の誇りとして揺るぎない地位を築いていた。裕福な白人社会のファッショナブルな病気となり、名だたる花粉症リゾートが形成され、観光ビジネスが興隆した。8月半ばになると、数千人に及ぶ花粉症患者たちが、毎年、ホワイトマウンテンズやニューヨーク州北部のアディロンダック山脈、スペリオル湖やコロラド高原などに避難・集結するようになった。癒しと娯楽を求めて避難してくる花粉症患者たちは、アメリカで最も贅沢なリゾートに泊まりながら、都会から離れて自然を満喫している自分自身を、庶民とは区別された特権階級のブルジョワと認定し、自己陶酔に浸っていた。英語圏では、くしゃみをした人に「God bless you!(神の祝福を!)」などと声をかける。彼らはくしゃみをするたびに、鼻を赤くしながら、花粉症に選ばれたお互いの境遇を祝福しあったのである。

500人宿泊可能なメープルウッドホテルと300人宿泊可能なシンクレアホテルの料金は、ニューヨークのファーストクラスホテルのほぼ2倍であった。1892年夏の3カ月間に、ホワイトマウンテンズの花粉症リゾートに集結した訪問客たちが現地に落としていった金額は約500万ドルと見積もられ、ニューハンプシャー州全体の農業所得の年間総計額を上回るものであったという。こうして花粉症リゾートは、巨大なアメリカンビジネスとして成長していった。

鼻持ちならない花粉症学会

1874年9月15日、ニューハンプシャー州のベスレヘムでアメリカ花粉症学会が設立された。会長を務めたサムエル・ロックウッドは、「およそ人間の病気のなかで、このように組織化された大会を開くまでに結晶化された例はない」と自慢気に述べ、花粉症が特別な病気であることを強調した。地元の観光新聞『ホワイト・マウンテン・エコー』にも、「麻疹や猩紅熱《しょうこうねつ》、痛風の患者たちが、麻疹クラブとか猩紅熱協会、あるいは痛風学会などを作った試しはない」という記事が掲載された。

学会に集まるのは、医者や裁判官、弁護士、大臣、商人などの教養の高い専門家たちばかりで、6週間、ビジネスや家族から離れてリゾートで暮らしても何の痛痒《つうよう》も感じない有閑階級ばかりであった。この学会では、各リゾートにおける発症情報や、各会員たちが試している治療法などについて熱心に情報交換をし、懸賞エッセイの募集なども行なわれた。

一方で花粉症学会は、花粉症リゾートのサンクチュアリー(聖域)としての地位を保つため、ブタクサの侵入や花粉症を誘起する可能性のある植物の監視にはとくに神経をとがらせていた。

山岳鉄道は、毎年大量の花粉症患者を運んでくるが、そこにブタクサの種子が紛れていないとも限らない。事実、1878年にリトルトン村の鉄道沿いにブタクサが発見された時にはさっそく学会が動き、住民たちは地域ぐるみで除草に駆り出されることになった。

1870年代後半から1880年代前半にかけては暑くて乾燥した年が続き、しかも南西の風が吹き、山火事も起こったため、花粉症リゾートでの快適な生活が保証されない年が頻発した。花粉症学会は、トウモロコシなど花粉を飛散させる作物を近隣に植えることを禁じ、道路の埃を抑えるために散水を行ない、景観保持のために森林伐採を控えるよう、ホテルと地元住民に要請した。地元住民にとっては、いくらお金を落としてくれるとはいえ、鼻つまみものの学会だったはずである。

ビアードのアンケート

花粉症リゾートとして有名だったホワイトマウンテンズのベスレヘムで、ブタクサ犯人説を実証したワイマン医師と同宿し、意気投合したのが神経学者として有名なジョージ・ミラー・ビアードである。

ビアードはワイマンの著作に触発されて、『干し草熱あるいは夏カタル』(1876年)を出版した。

この本でとくに興味深いのは２００人の花粉症患者について行なった質問票の結果が掲載されている点である。質問は55に及び、質問の意図と回答の分析が述べられている。最初の５項目を紹介しよう。

質問１　名前と住まい

花粉症患者はミシシッピー川の西側には少なく、東部に多い。南部よりは北部に多く、北部から南部に引っ越すと症状が軽くなる場合が多い。アメリカ南部から北上していくと、ボストンやニューヨークに至るまでは増加するが、北緯44度を超えると減少し、カナダではほとんど見られなくなる。

質問２　性別

男女比は、男１３３対女67であった。ワイマンの調査では、男女比は54対25であり、約２対１の割合で男の罹患率が高くなっている。ヒューブスの場合は、１０４対50、モレル・マッケンジーの場合は38対23であり、ほぼ同様の結果であった。男の方が戸外で花粉や埃、日射などにさらされる機会が多いためであろう。

質問3　年齢
30歳以下が34名、30〜40歳が56名、40〜50歳が65名、50歳以上が33名。
質問4　結婚
既婚者が138名、未婚が51名。
質問5　職業
商業従事者(代理店、銀行家、事務員など)が58名、牧師が16名、医者が15名、法律家が7名、教師が7名、著作家および編集者が3名、歯科医が2名、図書館員が1名、エンジニアが1名、音声学者が2名、工場労働者が22名、農民が7名、ハウスキーパーが24名。頭脳労働者の方が、肉体労働者よりも圧倒的に多く、花粉に曝される機会が多い農民には症例が少ない。また埃に接することが多い工場労働者やハウスキーパーも花粉症になりやすい。質問票に答え、投函するということが下層階級の人々には困難であるという事情を勘案してみても、やはり上流階級に多いということはいえるであろう。

ビアードはさらに体質についても質問しており、花粉症は都会のナーバスな仕事についている上流階級のエリートの神経衰弱に起因すると考えた。1881年に出版した『アメリカの神経症』では、前章で触れたとおり、現代文明、とくにアメリカ文明こそが、気候変動、食物、薬、さまざまな刺激物に過度に反応してしまう神経衰弱を作り出しているのだと論じている。

　ただ、ワイマンにしてもビアードにしても、ホワイトマウンテンズのリゾートに避難していた人々を調査対象としたアンケートだったことは勘案されねばなるまい。同じ頃、エリアス・マーシュ［１８３５―１９０８］が１８７７年にニュージャージーのパターソンで調査した結果では、ホワイトカラーの専門職の人々と同様に、職人たちの間でも花粉症患者が多かったことが示されている。

ヘミングウェイと花粉症リゾート

　花粉症リゾートは、独自の文化も育んだ。

　作家アーネスト・ヘミングウェイ［１８９９―１９６１］の父親は、シカゴ郊外のオーク・パークに住む町医者であった。花粉症を患っていたため、毎年夏になると、馬車に乗ってシカゴまで出て、シャルルボアまで24時間で運航する「浮かぶ宮殿」と称された巨大な豪華蒸気船に乗り、家族で花粉症ホリデーに出かけるのを常としていた。

　ミシガン湖のリトルトラバース湾南岸に位置するペトスキーに到着すると、１８７３年に敷設されたグランドラピッズ・インディアナ鉄道に乗り換え、南に8マイルほど離れたワルーン湖の別荘に向かう。ここは森や渓流、湖などで狩りや釣りを楽しむことができるだけでなく、ミシガン湖から吹いてくる北西の風によって花粉から浄化される〝聖域〟でもあった。グランドラピッズ・インディアナ鉄道が〝魚釣りライン〟とか〝花粉症急行〟などと称されたのはそのためである。

ペトスキーは1875年には人口125人の小さな町であったが、やがてホテルの数が20以上を数えるようになり、花粉症患者が泊まる周辺のホテルやコテージなどを結ぶハブ都市として栄えるようになった。とくに1882年に6万ドルをかけて作られたアーリントンホテルは、エレベーターや蒸気ヒーター、巨大なダンスホールを擁し、1泊5ドルで、700人を収容できたといわれている。およそ150人の花粉症患者が集まり、「西部花粉症学会」が正式に設立されたのも、この年のことであった。この学会の会員数は、1899年には3000人に達している。

ヘミングウェイの父は、自然の中で狩りや釣りを経験し、野外で食事をしたり、ハンモックで眠ったりすることが病弱な息子に体力をつけさせ、困難に対処する忍耐力を与えるに違いないと信じていた。ヘミングウェイは、第一次世界大戦に参戦して負傷し、アグネス・フォン・

クロースキーとの恋愛に破れたとき、極寒のワルーン湖畔に3週間引きこもった。また、21歳の誕生日には、妹や同年代の友人たちと湖で羽目を外し、母親の怒りを買って勘当されたりしたが、これもワルーン湖における出来事であった。ヘミングウェイの小説を特徴づける銃への執着、狩猟と釣りへの耽溺《たんでき》、戦場や動乱へのこだわり、愛憎入り交じる家族観や女性観などは、ヘミングウェイ一家の花粉症ホリデーによって醸成されたといっても過言ではないであろう。

3　アメリカ人とブタクサの攻防

世界初の空中花粉地図の作成

1929年、オーレン・C・ダーラム〔1889―1967〕はアレルギー学会誌の創刊号に、アメリカで初めて行なわれた国家規模の空中花粉調査の結果を報告した。この調査はアメリカ気象局の協力のもと、国内22都市の医師28人によって行なわれ、空中花粉を捕獲したスライドグラスが毎週ダーラムのもとに送られた。

ダーラムはすべてのスライドグラスを検鏡し、付着しているブタクサ属の花粉を同定、数を数えて、世界初の花粉分布地図にまとめ上げた。それは「目には見ることのできない花粉の嵐が、まるで夏のブリザードのように、アメリカの東半分の大気を埋め尽くし、毎年何十億という有毒な粒子が25日から50日にわたって飛び続ける現実を描き出した」ものである。10年後には観測地点は100を超え、『ニューヨーク・ワールドテレグラム』紙は、天気情報の中で毎日花粉数の公開を行なうようになった。

ダーラムは、カンザス州で花粉症治療に初めて能動免疫療法を応用したクラウド・ローダーミルク［1872―1945］の義理の甥にあたり、治療に必要となる植物種ごとの花粉の収集をサイドビジネスとして手がけていた。免疫療法のためには大量の純粋な花粉が必要で、1923年当時、花粉1オンス（約28グラム）が300ドルで取り引きされていたという記録がある。これは純金の14倍にも相当する価格である。ダーラムは花粉ハンターとしての才能を買われ、先ほど触れた花粉分布地図の作成に起用されることになった。

1947年10月にアトランティック・シティで行なわれたアメリカ公衆健康学会では、実際にどのくらいの花粉が飛んでいるのか、定量的なデータが報告されている。この学会では、煤煙、粉塵、放射性同位元素、悪臭などの産業副産物をまき散らす精錬所、セメント工場、核研究所、石油精製所などのさまざまなプラント（製造工場）の他に、ブタクサというプラント（植物)に関する報告がなされ、この「花粉プラント(製造工場・植物)」は連邦政府の許可も得ず、年間何百万トンにも及ぶ有毒粉塵を製造し、そのうちの27万5000トンを大気中に放出しているとの概算が発表された。

エアコンとインドアライフ

空気清浄機能を持ったエアコンが花粉症を避けるために開発された経緯については、グレッグ・ミットマンが『息をする空間』(2007年)の中でまとめてくれている。ミットマンは幼少期に深刻なアレルギーで入院生活を送った経験があり、5歳の時の生々しい記憶は、酸素吸入器をつけられ、人工的に制御された隔離病棟に横たわっている自らの姿であったと告白している。このような経験があったからこそ、花粉症をはじめとするアレルギーと自然環境、現代人の生活スタイルとの結びつきについて該博な研究ができたのだろう。さて、ミットマンが調査の末に行き着いた、空気清浄機能付きエアコン誕生の物語とは?

自宅を小さな花粉症リゾートにしようと考えたのは、1917年にアルゼンチンのブエノスアイレス大学工学部を卒業したチャールズ・デーヴィースとその妻イザベル・ベックであった。ベックはコロンビア大学医学部を卒業し、シナイ山病院で初の女性インターンとなった才女である。ニューヨークでの幸せな新婚生活が始まったが、翌春、デーヴィースは花粉症を発症してしまう。当時最先端の治療法であった脱感作療法は患者の約65％に有効であったが、残念なことに、デーヴィースの症状は何ら改善が見られなかった。

デーヴィースが空気清浄機を作ろうと思いついたのは、当時、できたばかりのエアコン付きシアターで動画を見たとき、極めて快適に過ごすことができたためであった。1926年にはオープンしたばかりのマジソンスクウェアで最初の「暖房と換気の全国博覧会」が開催された。そこでは、暖炉、冷蔵庫、空気清浄機、空気冷却システムなど、自然や季節と切り離されたインドアを保障する機器が、最新テクノロジーの成果として展示されていた。

デーヴィースはフィルターとモーターとファンを組み合わせて窓枠に取り付ける空気清浄機を考案し、自らはもちろんのこと、多くの花粉症患者や喘息患者で試行錯誤を繰り返して、ほぼ症状が緩和されることを確認した。さらにこの空気清浄機に加えて、ベッドに敷くマットレスは吸引して厚い綿《わた》のカバーを掛け、枕も羽毛ではなく綿や空気が入ったものを使うように勧め、ベビーパウダーやペットも避けるようにし、こうして、どこの花粉症リゾートよりも快適で、安上がりなインドア空間を作りあげることに成功した。その結果、家は単なる居住のための空間から、建築素材やデザイン、家具とその意匠、住人の行動パターンを考慮した、人工生態系へと進化することになった。彼らは1930年代初めに〝エアーガード〟と名付けた商品を、家庭だけでなく、多くの病院や研究室にも納品するようになった。

ドラム型のエアコンを開発したのはクリーブランドの医者であったミルトン・コーヘンである。羊毛で織ったフィルターと綿布を詰めたドラム缶のような容器に速度を調節できるファンを取り付け、毎分2000立方フィート（約5・7立方メートル）の空気を送り込むことができるようにしたところ、99％の花粉と62％のタバコの煙を除去できることが明らかとなった。150ドルで売り出されたポレネアーという商品は、大ヒットを記録することになった。

大恐慌後の1930年代に冷却機能のついたエアコンを開発したのはジェネラル・エレクトリック社であったが、1938年の段階では、電気が通じていた2200万世帯のうち、エアコンが設置されたのはわずか5500の家庭に過ぎなかった。しかし、1955年以降、アメリカでは核家族化が進み、165万世帯分の住居の建設が新たに企画され、エアコン付きの密閉空間が標準装備となっていった。銃社会や化学物質汚染など、アウトドアの危険が認識されるにつれ、インドアライフの充実がアメリカ社会の関心事となっていったのである。

「道徳雑草」への出世

アメリカ花粉症学会の勧告を受けて実践的なブタクサ対策に乗り出したのは、公衆衛生局やソーシャルワーカー、市民団体などであった。例えばデトロイトでは、1893年から翌年にかけての経済恐慌時に、市が所有する空き地を貧しい人々や無職の者たちに貸し出し、野菜やトウモロコシを作付けすることによってブタクサを追い出そうとした。1910年代には、とくに女性たちの団体によって、空き地に子どもの遊び場や公園、緑地などが作られるようになっていた。アメリカ花粉症学会も、有害な都市雑草を除去する政策を講ずるよう熱心にロビー活動を行なった。

その結果、例えば1915年のミシガン雑草法では、ブタクサ、カナダアザミ、トウワタ、野生ニンジン、フランスギク、アワダチソウなど花粉症の原因植物を指定し、除草を怠らぬよう定めた。またハイウェイ委員会は、季節に二度の道路の草刈りを決定している。1916年のニューヨーク州有害雑草法修正では、ブタクサやカナダアザミを放置していた者に、5ドルから25ドルの罰金を科すことになった。

こうしてブタクサの野放しは、怠け者あるいは無法者を意味するようになり、ブタクサは

「道徳雑草（モラル・ウィード）」としての役割を担うことになった。小学校では社会教育の一環としてブタクサの除去作業が行なわれた。ニューヨークが大恐慌に襲われた時には、就業促進局が1500人の求職者を投入し、1億3260万平方フィート（約12・3平方キロメートル）の土地でブタクサ防除が行なわれたという記録がある。

しかし、ブタクサは1個体から3万2000もの種子をつける観察例があるほど繁殖力が強い。つまり、雑草を引き抜いて焼却するのは、根本治療ではなく対症療法に過ぎず、除草によって攪乱《かくらん》された土地は、翌年、さらに多くのブタクサを繁茂させる温床となってしまう。このような悪循環を、ウードハウスは次のように指摘した。

「花粉症というものは、土壌流亡や風食、洪水などと同じように、人々が自然資源を大規模に乱獲したことに対する自然の応答である。表面流去水によって丘陵に出来る巨大なガリー浸食や、農場の建物を埋め尽くし、隣接する州にまで吹き荒れる砂嵐、あるいは橋梁《きょうりょう》を一掃してしまう洪水などのような露骨な応答ではないかもしれないが、自然の巧妙な応答である。この応答が極めて穏健であるために、それが私たちの無思慮な欲望に対して突きつけられているということに、なかなか気づかないだけのことである」

スーパーウィードへの変身

合成オーキシンである2,4-Dが第二次世界大戦後に広葉雑草の除草剤として開発されると、ブタクサ対策事情は一変し、DDT散布による蚊の防除と並行して、2,4-D散布によるブタクサ防除が急速に広まっていった。ニューヨークでは1946年の夏に、厚生省の衛生監督局が市長と市議会の同意を取り付け、3000エーカー(約1200ヘクタール)の共有地に対して、85万ガロン(約323万リットル)の2,4-Dを散布している。

1949年には、2,4-Dの製造は2000万ポンド(約9000トン)にも達しており、DDTを凌駕《りょうが》するものであった。2,4-Dの散布は、当然ニューヨークのブタクサを一掃すると予想され、ブタクサとともに他の植物も消滅してしまうのではないかという懸念が表明されたが、まったくの杞憂に終わった。ブタクサは、瞬《また》く間に除草剤抵抗性を獲得し、農薬を撒いても枯れないスーパーウィード(除草剤耐性雑草)へと変身を遂げたのである。

現在アメリカでは、除草剤に抵抗性を持つ遺伝子組換作物(GM作物)が作り出され、バイテク育種と表裏一体となった農薬開発が行なわれている。そして、大規模に植え付けられたGM作物に対し、ヘリコプターや大型機械で大量の農薬が散布されている。しかし、他の雑草が全滅の危機にさらされるなか、ブタクサは科学技術の進歩を嘲笑するかのように、スーパーウィードへと豹変《ひょうへん》し、新たな安住の地を見出すことに成功した。トリアジン系除草剤の場合、アセト酪酸合成酵素を阻害することによって殺草力が発揮されるが、ブタクサはこの酵素をコードしている塩基配列の574番目のアミノ酸をトリプトファンからロイシンに変換することによって耐性を獲得したことが、その後の研究によって明らかになっている。

いまや、このようなスーパーウィードに変身を遂げたブタクサ種子が、乾燥穀類に紛れて、アメリカから世界各地に拡散しつつある。とくにブタクサの侵入が深刻な問題となっているのは、ドイツ、フランス、オーストリア、スイス、ハンガリーなどのヨーロッパ諸国と日本および中国である。地球温暖化に伴うブタクサ花粉の飛散量増加も報告されており、抜本的な対策が求められている。敵はブタクサであるよりは、むしろ、グローバル化する現代文明そのものというべきであろう。

第 5 章

スギ花粉症になることができた日本人

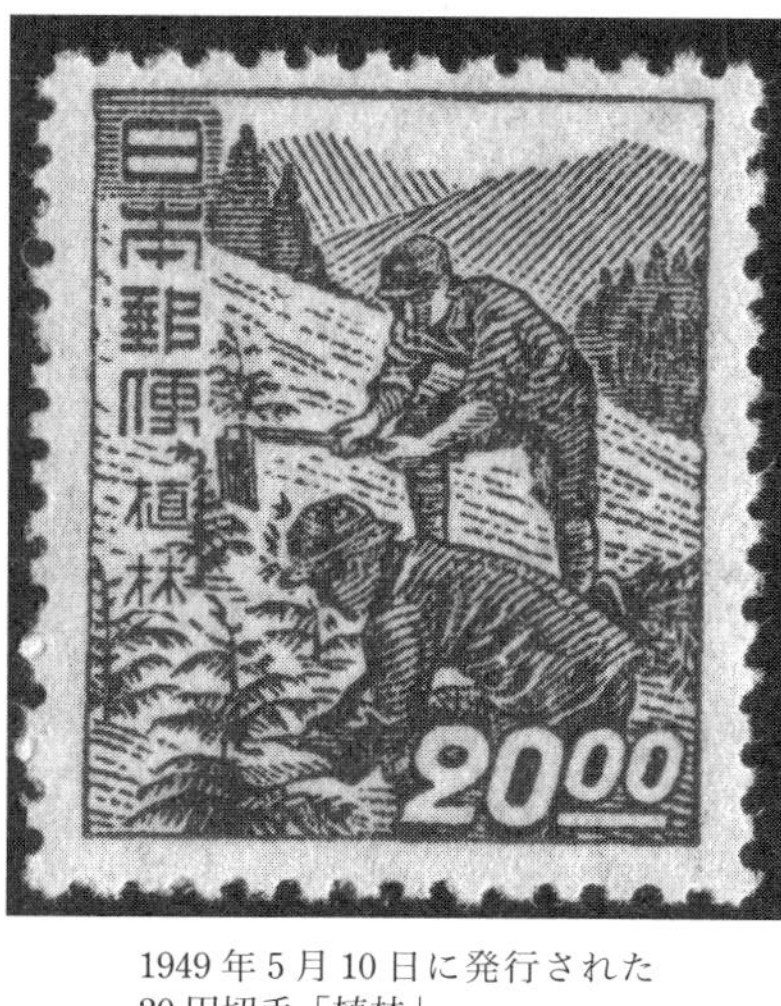

1949 年 5 月 10 日に発行された
20 円切手「植林」

1　花粉症への「あこがれ」

日本人は果たして花粉症になるのだろうか？　欧米の医学事情に通じていた昭和初期の日本人研究者たちは、かつてこんな問いを立てていた。イギリスの貴族やアメリカの特権階級と比肩できるかどうか、不安と期待を覚えつつ調査を進めていた様子がうかがわれる。

野口英世と同じデンマークの国立血清研究所に留学し、のちに北里研究所の部長となった小林健兒《けんじ》［1893―1938］は、1929年、「花粉に対する過敏症――枯草熱に就《つ》いて」という論文を『臨床研究』に寄稿し、次のような何とも不思議な文章を残している。

「枯草熱そのものは遺伝しない、遺伝するのは過敏性疾患の素質だけである。（中略）もし枯草熱に関する知識を持っているならば、今日まで我々にとっては縁遠いと思われていたこの疾患が、案外手近にあるのかも知れないと思う。また反対に、日本人は決してこの枯草熱に罹《かか》らないというのであれば、これまた一段と興味あることとなるのである」

つまり、日本人も早晩、花粉症になるのではないかという予感が表明されている一方で、仮にならないとしたら、それはそれで日本人が特別な民族であることを示す証左になる、というのである。

日本国内で実際に花粉症患者が出現したのは、小林の論考が発表された約30年後のことで、１９６１年にブタクサ花粉症患者、さらに3年後の１９６４年にスギ花粉症患者の存在が報告された。しかし、１９８０年頃まで、花粉症はいまだ珍病・奇病と見なされていた。

やがて１９８０年代後半になると患者数が爆発的に増加し、１９９０年代には「花粉症」が俳句の季語になるほど人口に膾炙した。最近では、例えば２０１７年12月にまとめられた「花粉症患者実態調査報告書」（東京都福祉保健局）によると、若年層（15〜29歳）のスギ花粉症推定有病率は、実に61・6％にも及ぶという。

日本で花粉症が堂々市民権を得るまでにいったい何があったのだろう。本章ではいよいよ舞台を日本に移し、研究者たちの苦闘と成果の跡を追ってみたい。

●●● 枯草熱の記憶

花粉症は、すでに明治時代に「枯草熱」の名で紹介されていた。ドイツ語のHeufieber《ホイフィーバー》から訳された言葉である。「干し草熱」ではなく「枯草熱」という訳語が採用されたのは、日本では「干し草」そのものに馴染みがなかったためであろう。「枯草」の語はすでにイエズス会の宣教師らが1603年にまとめた『日葡《にっぽ》辞書』に掲載されており、古くから使われていた日常語であった。

「枯草熱」の初出は、1893年の『治療全書』(逸見《へんみ》文九郎《ぶんくろう》訳補)であろう。次は1899年、佐藤恒丸、谷口吉太郎によって編纂された『内科学大成(伝染病編)』。

注目すべきは、両者とも、枯草熱を「伝染病」として紹介していることである。もちろん枯草熱が他人に伝染することはありえないのだが、当時、病原菌説が支持されていたドイツの文献が参照されたことや、日本に症例が実在しなかったことから、『治療全書』から『内科学大成』に至るまでの6年間、誰一人、この分類に異議を唱えなかったようである。先述の小林健児が、枯草熱は「我々にとっては縁遠い」と述べていたのは、このような事情を反映しているのではないだろうか。

『内科学大成』には「本病ハ少々進歩セル階級ノ人ヲ犯シ、農民或《あるい》ハ職工等ヲ犯スコト少ナキハ一奇ト称スベシ。男性ハ女性ヨリ殆《ほとん》ド倍数ノ素因ヲ有シ、四十歳以上ノ老人ニハ之ニ罹ル者大《おお》ニ減ズ」と紹介されている。明治の日本人が「進歩階級の男性に多い」という記述をどう受け止めたのか興味が尽きないところであるが、私にとっては「四十歳以上ノ老人」という文言の方が衝撃的であった。

アメリカで花粉症になった日本人

1920年代、日本人がアメリカで花粉症の診断を受けたケースがいくつか存在する。住田朋久の研究によると、日本初のオリンピックメダリストである熊谷一彌《くまがいいちや》（1890―1968）も花粉症を患っていたという。

熊谷は、1920年のアントワープオリンピックで、テニスのシングルスとダブルスの両方で銀メダルを獲得した伝説の英雄である。初めて発症したのは、翌年アメリカで行なわれたデビス・カップの最中、インド戦を控えた1921年8月初旬のことであった。『テニスを生涯の友として――熊谷一彌遺稿』（講談社、1976年）から、引用してみよう。

「テニスをして体を動かしている間はそれ程ではないのだが、宿に帰って静かにしていると、鼻の様子がどうもおかしい。早速土地の医者に見て《ママ》もらうと、やはり風邪だという。風邪ぐらいならばすぐ直《ママ》ると思い、気にもとめずにいたが、二、三日たっても一向によくならない。(中略)あとで人の話を総合してみると、これがかの有名な風土病である〝枯草熱〟(ヘイ・フィーバー)の初期であったのだ」

次のオーストラリア戦に向かう汽車の中では「車中の塵埃《じんあい》と空気の動揺とが私の鼻を刺激するとみえ、今朝から不断に催していたくしゃみが頻発し始めた。鼻汁をかむ。くしゃみをする。またハンカチを鼻にあてる。不愉快千万だ。かくして十数枚のハンカチは鼻汁を拭き取るために費やされた。夕方になってもさらに止まぬ。隣席の米人の老夫婦が見るに見かねたのだろう。アスピリンの錠剤をくれた」。

オーストラリア戦には辛勝したが、9月1日にニューヨークで行なわれたチャレンジ・ラウンド決勝のアメリカ戦では、「両方の鼻孔が完全にふさがっているため、口だけで呼吸しているのだが、二、三球打って左右に走るうちに呼吸が逼迫《ひっぱく》してくる」ほど症状が悪化し、残念ながら優勝は逃してしまった。熊谷は当時を思い起こし、「せめてあの呪わしい風土病とは道伴《みちづ》れでなしに、思う存分闘うことができたなら、と返す返すも残念に思っている」と悔しさをにじませている。

もう一人、ウサギの研究者として著名で、東京農業大学第7代学長になった平林忠《ただし》［1908－2001］の例を紹介しよう。『花粉の想出』（大日本農会、1977年）という冊子に以下のようなアメリカ留学中のエピソードが綴られている。

「1929年、突然のどが痛み、高熱を発したので、ドーメトリーのナースに診断を願ったところ、やにわに検温器を口の中に入れられた。日本では、従来、検温器は脇の下ではかっていたから、めんくらった。検温器をとり出して、100度であるといわれて、またびっくりした。というのは、体温は摂氏でいいあらわすのが常識となっているのに、華氏を使うとは……。ともあれ、熱の原因は Hayfever（乾草熱）にやられたのだとのこと、これまた不可解、いまだかつて耳にしたことのない病気」

平林はさすがに畜産繁殖学の教授だけあって飼料作物に詳しく、ヘイ・フィーバーを「乾草熱」と訳している。ちなみに華氏100度は、摂氏38度に相当する。

ジェームス原の花粉症研究

在米日本人の花粉症について本格的な研究を行なったのは、カリフォルニアの耳鼻咽喉科医ジェームス原［1889－1977］である。原は岡山生まれで、もとは細木原初治といったが、

18歳で渡米し、セブンスデイ・アドヴェンティストの高校を卒業後、メディカル・エヴァンジェリスト大学に進学し、医師となった。当時の移住者にはよくあることで、姓を細木原から原に短縮し、ジェームス原を名乗っていた。白人で長身のマーガレット・ファー女医と結婚後、ロサンゼルスで開業していた。

当時、欧米以外の地域における花粉症調査の結果が少しずつ報告されるようになっていた。例えば中南米の場合、ブラジル、エクアドル、チリなど、ラテンアメリカ諸国の原住民には花粉症は見られないという説が流布していた。原のもとに来る患者は、9割方日本人だったらしく、原は1929年頃から南カリフォルニア在住の日本人の中に花粉症患者がいることに気づいていた。

原は欧米での留学経験をもつ大日本耳鼻咽喉科会の研究者たちの協力を得て、朝鮮、台湾、満洲を含め、大日本帝国内には花粉症患者が見られないことをあらかじめ私信によって確かめていた。この調査に加わったのは、九州帝大の久保猪之吉《いのきち》［1874－1939］、東京帝大の増田胤次《たねじ》［1887－1964］、北海道帝大の香曽我部壽《こうそがべひさし》［1882－1941］をはじめ、台北医科大学、ソウル医科大学、奉天医科大学に在籍していた錚々《そうそう》たるメンバーである。

これらの調査と並行して、原自身は、1931年11月、南カリフォルニアで調査を開始した。

日本人居住区を含む７３１平方マイル（１８９３平方キロメートル）の区域を調査地に選定し、エルモンテの日本人商工会議所から日本人名簿を提供してもらい、地方衛生局のもとで日本人医学生の補助を得て、悉皆《しっかい》調査を行なった。花粉症が疑われるケースがあった場合、原本人が直接訪ねていってインタビューを行なう。数カ月間にわたる努力の末、４５９家族を訪問し、１９３７人からアンケートの回答を受け取った。

回答者の構成は、アメリカ生まれが１１１８人、ハワイ生まれが16人、日本生まれが８０３人であった。生まれと育ちを考慮したのは、自然免疫と獲得免疫とを区別して考察したかったからである。結局、花粉症と認められたのは30人で、内訳は28人が日本生まれ、１人がハワイ生まれ、残りの１人はアメリカ生まれの10歳の少年であった。翌１９３２年、新たに２人のアメリカ生まれの子ども、２人のハワイ出身者、21人の日本生まれの成人の計25名の患者が追加され、２年間のトータルの患者数は55人となった。

職種を見ると15人が農民、10人が庭師、９人が花屋、９人が主婦、３人が学童、残りは教師、建築家、事務員、本屋であった。男女比は35対20、年齢分布は10代が３人、30代が16人、40代が13人、50代が18人、60代が５人。20代がいなかったのは、日本人移民が１９２４年に全面禁止されたことを反映している。

原はこれらの結果をもとに1934年、「日本人の花粉症」という論文を『耳鼻咽喉科学アーカイブス』誌に投稿、「南カリフォルニア在住の(日本生まれの)日本人の3・5%」が花粉症を患っていると記述した。つまり「日本人は民族的に花粉症から完全に免疫されているわけではない」というのが原の導き出した結論であり、満足げにこの事実を述べている。

農民、庭師、花屋に患者が多かったことについては、「一年中、常習的に花粉にさらされているため」と説明している。今でいえば職業花粉症ということになろう。花粉症研究の父、イギリスのブラックレイが「農民の場合、恒常的に花粉にさらされることによって一種の鈍感力が獲得され、免疫される」と述べたのと正反対の理論になっているところが面白い。いずれにせよ、日本人も花粉症になりうることが証明されたわけである。

民族性をめぐって

1936年、原は「日本人の花粉症　第二報」という続報を発表、日本で花粉症が見られないのは、日本人の民族性によるのではなく、花粉症の原因植物が少なく、しかも多雨多湿によって花粉の飛散が妨げられるからだと結論づけた。この論文は、翌年、空中花粉地図を作った花粉学の権威、ダーラムによって花粉同定に関する疑義が呈されたため、3年後の1939年、原は満を持して「日本人の花粉症 第三報」を投稿し、花粉症発症の条件として、体質、気象、花粉の三要素による相互作用が重要であるという理論を提示した。アメリカで発病している日本人が、日本に行くとたちどころに寛解し、再びアメリカに戻ると再発すること、アメリカで発症した日本人の食生活は通常の日本人と変わらないことから、食べ物が原因で花粉症になったのではないと論じている。

原はこれらの論文で「民族免疫学(racial immunology)」という言葉を使っている。アメリカ人女性と結婚し、太平洋戦争時に辛くも強制収容を逃れた原にとって、「民族免疫」という言葉は自身にとっても生涯にわたるキーワードだったのではないかと推察される。戦後7年経ってアメリカ政府が日系一世に市民権を与える法律を施行したとき、原はその第一号の恩恵に浴している。また、1965年には「多くの医学論文を発表して国際医学界に貢献し日米両国の親善強化、日系人の地位向上に寄与」したことにより勲四等瑞宝章を受章した。

原の研究に続き、林義雄(1935年)、天埜《あまの》景康《かげやす》(1936年)、三沢敬義《たかよし》(1937年)、池田正男(1938年)らが、アメリカから帰国した日本人中に少数の症例を見いだしたが、在日日本人に関しては、1960年代になるまで、花粉症患者に関する学術的な報告はなされなかった。

GHQと花粉症

戦後になって、いち早く日本の花粉症事情について論文を書いたのは、ニュージャージーアレルギー学会を立ち上げ、会長も務めたラルフ・アルフォード〔1904—74〕である。

アルフォードは1926年にプリンストン大学、1931年にコロンビア大学を卒業し、ニューヨークの大学病院などに勤めたあと、1942年から陸軍少佐となり、フィリピンを経て、戦後しばらく日本に滞在した。GHQが接収した第307総合病院(旧大阪陸軍病院赤十字病院)でアレルギー主任を務め、「日本におけるアレルギー」という論文を『アレルギー』誌に投稿している(1948年)。おそらく、駐日米兵のアレルギー対策のために文献調査を行なったのであろう。

日本で手にすることができるドイツ語や日本語の医学論文に依拠すると、牧草やブタクサの花粉はさほど問題にならず、とくに日本では草取りが熱心に行なわれるためブタクサは少ないはずであるという面白い考察がなされている。日本の家屋は風通しがよく、寒い反面、ハウスダストは非常に少ないとも記されている。日本でもっとも問題となっているアレルギーはじんま疹で、エビ、カニ、カキ、青魚などの魚介、馬肉、ミルク、牛肉などの食べ物が原因とある。

この論文の締めくくりには「(日本には)アレルギーに関する医学文献は十分存在するが、それらの知識を臨床で応用する機会は限られている」という興味深い一文が登場する。当時、患者が実在しなかったにもかかわらず、花粉症(枯草熱)に関する論文がいくつも報告されていた実状を指しているものと思われる。

日本における花粉研究の草分け的な存在である幾瀬マサ[1914－2011]も、研究のきっかけは1950年頃「横浜駐留軍が横浜ゼンソクにかかり大さわぎをした」ためと回想している。結局、横浜喘息の原因は花粉ではなく亜硫酸ガスであることが判明したが、幾瀬はその後も花粉研究を継続、1956年には、大著『日本植物の花粉』(廣川書店)を上梓した。また、1965年4月には、空中に飛散する花粉を調べるため、東京タワーの展望台の上部(地上135メートル)に花粉捕集器を取り付け、10平方センチあたり1日で10数個から80個(17種類)の花粉がとれたことを報告している。

東邦大学薬学部の教授であった幾瀬マサは、スギ花粉の数を正確に数えた最初の研究者であったと思われる。「花粉とともに」(1967年)という随想から引用してみよう。

「スギは1花粉ぶくろに約3300箇、スギ鉄ぽうのたまにするあの米つぶのような雄花の集りに約39万6000箇数えられ、さらにスギの花の着いた枝約20センチをとってこの花の数を調べてかんさんするとなんと約10億にもなる。したがって1本の杉の木、そしてスギ林の花粉数と考えていくと天文学的数字である。したがって空中飛散花粉数を調べようとして屋上にだしておいたスライドの10平方センチに24時間に何千ものスギの花粉が数えられてもあたりまえといえる」

2　初症例から花粉症裁判まで

花粉症患者、ついに出現

幾瀬らを中心に、空中浮遊花粉の同定や飛散花粉量の調査が精力的に行なわれて花粉カレンダーにまとめられ、さらにモルモットを用いた花粉の感作実験なども熱心に実施されたが、1960年代になるまでは、生身の患者の存在が医学的に確かめられていないという、いわば、ねじれ状態が続いていた。

1957年、石崎達《たつし》［1914―2005］による「花粉アレルギー」という総説では、「日本人が花粉病にならないと否定は出来ない」という予感が改めて語られ、「花粉病の罹患率は白人、黄色人、黒人の順であって、黒人は特に罹り難《にく》いと考えられている」という海外事情も紹介された。ちなみに、1980年くらいまでは「花粉症」よりも「花粉病」という用語が頻繁に使われていた。誰が「花粉病」を「花粉症」と言い直したのか、いまのところ寡聞《かぶん》にして知らない。

日本初の花粉症患者の報告は、荒木英齊《ひでなり》が『アレルギー』誌に投稿した「花粉症の研究Ⅱ」である。これは日本におけるブタクサ花粉症の初例であり、石崎の総説から4年経った1961年のことであった。

スギ花粉症が国内で初めて論述されたのは、3年後の1964年である。堀口申作《しんさく》・斎藤洋三によって『アレルギー』誌に掲載された記念すべき論文のタイトルは「栃木県日光地方におけるスギ花粉症Japanese Cedar Pollinosisの発見」。3ページの短い論文であるが、21の症例を紹介し、スギ花粉の乱刺法(71・4%が陽性)、アレルゲンエキスによる皮内反応(85・7%が陽性)、スギ花粉による結膜反応(85・7%が陽性)、鼻粘膜反応(100%が陽性)、また2症例でプラウスニッツ・キュストナー反応(いずれも陽性)の結果を報告している。

プラウスニッツ・キュストナー反応は、被験者から採取した血清を健常者に皮内注射し、翌日アレルゲンエキスを同じ箇所に注射して反応を観察する試験だが、B型肝炎などの感染の恐れがあり、現在は行なわれない。論文執筆者の斎藤洋三は、自ら被験者の血清を注射して、実験を行なった。

これらの学術報告の後、すぐに日本民族の中にスギ花粉症患者が急増したかというと、そうではなかった。1979年に邦訳されたスタニスワフ・レムの科学推理小説『枯草熱』(吉上昭三・沼野充義訳、サンリオSF文庫)の解説には、「日本ではほとんど問題になっていないが、花粉病のことである」と書いてある。

田淵幸一選手の引退

花粉症の存在が世間に広く知られるようになったのは、管見の限り、プロ野球の田淵幸一選手が花粉症のために引退を表明してからである。『週刊文春』の1984年4月12日号には、本人の談話が以下のように掲載されている。

「いやー、はな水が自然に出て、鼻がむずがゆくて、むずがゆくて……。水っけの多いはな水で、ひとりでに出てくるんです。何かを見ても、焦点が定まらなくて、ボケーッとしているんです。かすんでいる感じですね。本当に往生していますわ。(中略)ものを食べてもおいしくないし、においもまったくわからない。味が消されているんですから、食べてもおいしくないはずですよ。(中略)打撲とか外傷の方が気が楽ですよ。時間がたてば完治するんですからね。こういうのが一番タチが悪い。風邪だって、摂生すればある程度は防げるでしょう。しかしこればっかりは、いくら摂生してもどうしようもない。誰のせいでもないから、誰にあたることもできない。これはつらいんですよね。(中略)こんな気持で開幕を迎えたのは、十六年の選手生活で初めてですよ。集中力がまったくなくなり、気持がのんべんだらりとする。もう、選手にとって大敵ですよ(クション)」

厚生省が動き始めたのはこの頃で、1985年から2年間「植物に起因するアレルギー症の基礎的臨床研究」を、1988年から3年間「花粉症における予防・治療に関する研究」を課題として取り上げた。一方、1991年に平田米男衆議院議員が花粉症に関する国会質問をした際、林野庁は「全国における花粉症患者数についてはこれまで調査をしておらず、その数は不明である」などと回答した。花粉症関連グッズで儲かる厚生省と戦後の植林政策に後ろめたさを覚える林野庁の対応は、極めて対照的であったといえるだろう。

スギ植林政策を問うた花粉症裁判

全国初のスギ花粉症裁判が静岡地裁に提訴されたのは1993年3月3日のことである。翌日の『朝日新聞』は以下のように報じた。「スギ花粉によるアレルギー(スギ花粉症)になったのは、国の戦後の植林政策と、その後の管理に主な責任があるとして、静岡市などの弁護士、住民ら11人が3日、国を相手取り、総額6000万円の賠償を求める訴えを静岡地裁に起こした。スギ花粉症の患者が国を提訴するのは全国でも初めてという」。

訴えたのは、杉山繁二郎弁護士(当時39歳)ら。11人はいずれもスギ花粉症の患者で、毎年2月から5月ごろにかけ、結膜炎や鼻炎などの症状が出る。訴状などによると、第二次大戦後、国が植林政策を進め、国中の山野にスギを植えたため、民間も含めると、全国の人工林の約45%がスギで占められた。その結果、春に大量のスギ花粉が飛び散り、大量の花粉症患者を生んだ、としている。

杉山繁二郎という弁護士の名前も注目を集めたが、被告の国側は毎回10人近く出廷してくるのに対し、原告側の法律専門家は一人きりで、膨大な作業に追われ、悩んだ末、2年後に訴えを取り下げたという。

私は、ぜひとも訴状を読みたいと思い、杉山弁護士に電話で直接伺ったところ、裁判の記録は手元には残されていないが、国家賠償法第1条と民法709条を根拠として訴え、裁判長は和解を勧告したそうである。国側はこの和解勧告に応じなかったが、林野庁はこの裁判が始まる少し前にやっと重い腰を上げて花粉発生源対策に乗り出した。当時大学院生だった私自身にも指導教授を通して声がかかり、こうして私は、スギ花粉飛散防止の研究を始めることになったのである。

なお、政府による現在のスギ花粉症対策は、花粉回避のための情報の高度化、花粉症予防・治療法の開発と確立、花粉発生源対策の3本柱となっている。

3　2人に1人が花粉症

スギ花粉症は日本人の証明?

能に造詣が深く、晩年は重い脳梗塞を患いながらも文筆活動に余念がなかった免疫学の偉才多田富雄［1934―2010］は、スギ花粉症が大衆病となりつつあった1993年に『免疫の意味論』を上梓、「自己」と「非自己」の識別システムを興味深く論じている。多田によれば、1960年代までは、免疫系は「自己」が「非自己」を認識し排除するシステムと規定されていたが、現代の免疫学では、「非自己」はいったん「自己」に取り込まれ、その「自己」が「非自己化」されることによって、はじめて「非自己」と認識される、と考えられるようになったという。スギ花粉症のケースに当てはめてこのことを具体的に考えてみよう。

「自己」と「非自己」を識別する役割はT細胞によって担われている。T細胞はもともとスギ花粉アレルゲンそのものには無関心であるが、このアレルゲンがいったん「自己」である貪《どん》食《しょく》細胞によって分解され、「自己」であるその貪食細胞の表面に「非自己」の断片として提示されると、T細胞はこれを「自己」とは異なる「非自己」として認識できるようになる。こうして「非自己化」された「自己」に対して、特異的な抗体を作って対応するB細胞が用意され、防衛体制が整えられるようになる。つまり、免疫学的「自己」は「非自己」と密接につながっており、言うなれば表裏一体の関係にある。要するに「非自己」こそが「自己」を規定するのだ。

したがって、日本人がスギ花粉症になることができたのは、免疫学的に解釈すれば、単に周囲のスギ花粉が量的に増加し、侵入してくる「よそ者」が増えたことによって排除機構が作動するようになったというよりは、日本人の免疫的「自己」の内部にスギ花粉アレルゲンのイメージが内在するようになり、「非自己化」する仕組みが獲得されたといったほうがよい。つまり、「よそ者」であったスギ花粉は、いまや日本人の「自己」と表裏一体をなす「非自己」になったのである。

スギ花粉症第一発見者の斎藤洋三は、『文藝春秋』1986年6月号に「スギ花粉症は日本人の証明」という短い文章を寄せている。世界広しといえども、スギ花粉を発症することができたのは唯一日本人だけだというのである。もし戦前の研究者たちが知ったなら、さぞかし誇らしく思ったことであろう。

誇るべき罹患率

東京都の花粉症患者実態調査報告書によると、花粉症推定有病率は第1回調査時(1983年から1987年)が10・0%、第2回調査時(1996年)が19・4%、第3回調査時(2006年)が28・2%、第4回調査時(2016年)が48・8%となっている。日本人はいよいよ日本人らしさを極めつつあるのではないだろうか(ちなみに、4年以上在住している在日外国人は、在日日本人とほぼ同程度の罹患率を示すというデータがある)。

いま日本では、誰しもが花粉症になり得る状況におかれている。仮に現時点で発症していなくとも、いつ症状が現れても不思議はない。アルベール・カミュ［1913－60］が『ペスト』の中で「全員が自分の中にペストを抱えている。この世界では誰一人その感染をまぬかれることができない」と述べたように、「日本に住むすべての人が、自分の中にスギ花粉症を抱えている」というべきである。花粉症が自己責任でなく、行政が対策に当たるべきゆえんはここにある。

ちなみに、日本では、英米とは異なり、エリート階級のみが花粉症になるという現象は起こらなかった。良かれ悪しかれ、一億総中流といわれた社会の特徴を反映しているのではないだろうか。なお、1987年、ニホンザルまでスギ花粉症を患うことが確認されている。

第6章

花粉光環《コロナ》の先の世界

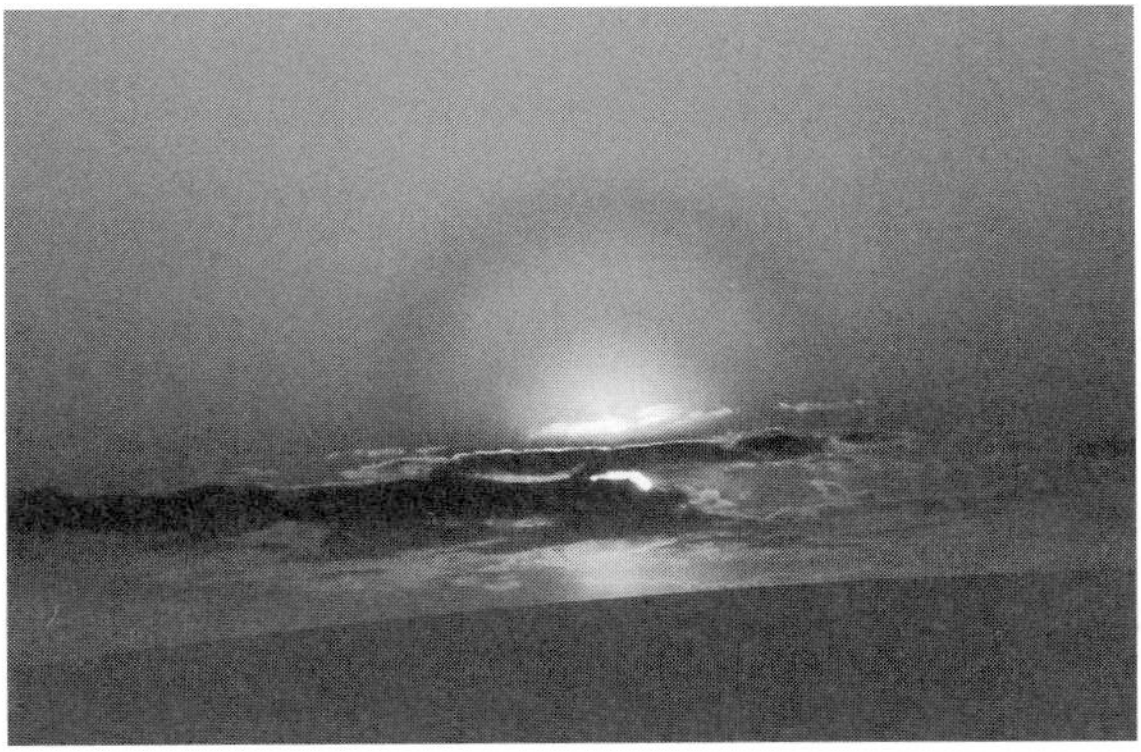

花粉飛散量の多い日に見られる光環(著者撮影)

1　花粉症の効用

病気にかかるというアドヴァンテージ

花粉症研究の父、チャールズ・ブラックレイは、死に至る急性疾患ではないため、私たちは、安全に時間をかけて、花粉症と向き合うことが可能である、と指摘していた。ブラックレイは、花粉症との付き合い方に関しても、達人であった。

最終章では、人類が花粉症にどう向き合ってきたのかを概観し、日本のスギ花粉症を例に、いかにして原因植物と共生しつつ花粉飛散を抑えることができるのか、私自身の研究成果も紹介しながら考えてみたい。そして、私が30年来、花粉症とつかず離れず向き合いながら学んできた一端を述べて、結語にしたいと思う。

振り返ってみると、現代人の前に文明病として立ち現れた花粉症は、いまやグローバルな公害病として人類史に位置付けられようとしていることに気づく。自然に対する行き過ぎた働きかけの結果、生態系がバランスを崩し、ある特定の植物が、場合によっては国境を越えて優占的に繁茂し、自然と人類との良好な関係が損なわれるに至っている。これまでに述べてきたとおり、花粉症は医学的な課題であるとともに、環境問題であり、社会問題であり、政治・経済あるいは科学技術の問題といわねばなるまい。

1906年に世界で初めて「アレルギー」という言葉を提唱したオーストリアの小児科医クレメンス・フォン・ピルケ［1874—1929］は、「我々はよく忘れがちだが、病気こそ免疫を発達させる唯一の舞台であり、病気にかかるからこそ、生物はしばしば免疫というアドヴァンテージを獲得することができるのだ」と述べている。私たちは、病気を根絶させるのではなく、病気と共存し、病気から学ぶことを考えたほうがよい。なぜなら、仮に、花粉症をはじめとするアレルギー疾患の撲滅に成功したとしたら、その瞬間、私たちはより恐ろしい新たな免疫疾患におのれを明け渡すことになるからである。

衛生仮説と消毒思想

近年における花粉症罹患率の上昇に関しては、衛生仮説と消毒思想について触れないわけにはいかないだろう。

衛生仮説というのは、1989年にロンドン大学衛生熱帯医学大学院のディヴィッド・P・ストラッチャンによってイギリス医学会誌に発表された「花粉症、衛生、家族サイズ」という論文によって提唱された学説である。

1958年3月のある1週間に生まれたイギリスの1万7414人について追跡調査を行なったところ、23歳の時に花粉症やアトピー性皮膚炎を患っている確率は、11歳の時の兄弟の数と強い負の相関があったという。第1子の場合、何らかのアレルギーが認められたのは20・4%、第3子の場合は12・5%、第5子の場合は8・6%であった。要するに、長男・長女は温室育ちになりがちで花粉症やアトピー性皮膚炎になりやすく、上の子から病気をもらい適度に不潔な状況で育てられる下の子たちは、その確率が低いというわけだ。

ストラッチャンは核家族化や家庭環境が清潔になったことにより、感染症になる機会が少なくなり、それによって免疫の働きが低下したのではないかと結論した。日本でも、寄生虫病がほぼ撲滅され、動植物や土壌微生物との接触が減ったことにより、アレルギー体質になりやすくなったという説が流布しているが、回虫感染率と花粉症罹患率の間には正の相関が見られるという論文もあり、「衛生仮説」はいまだ、仮説のままである。

一方、ニューヨーク大学の微生物学教授で、ヒト・マイクロバイオーム研究の第一人者であるマーティン・J・ブレイザーは、『失われてゆく、我々の内なる細菌』(2015年)において、肥満、若年性糖尿病、喘息、花粉症、食物アレルギー、胃食道逆流症、がん、セリアック病、クローン病や潰瘍性大腸炎、自閉症、湿疹などの「現代の疫病」は、抗生物質の乱用や帝王切開、消毒薬の使用などによって、免疫系や病気への抵抗性に重要な役割を果たしているマイクロバイオータ(常在細菌)が消失しつつあることと関係が深いと指摘する。

確かに「消毒思想」が花粉症罹患率を押し上げていることは、間違いないであろう。人間という存在は、食べ物やエネルギーを提供してくれる環境との共生を抜きにしては考えられないし、自らの内なる腸内細菌との共存も欠かすことはできないのである。

共生への道

花粉症が文明病として出現した産業革命以降、現代人は科学技術の発展を謳歌する一方で、自然界のさまざまなものとの共生をおろそかにしてきた。現代人は、その結果として自分自身との共生すら失い、健やかなるべき心と体に失調をきたしてはいないか。痛みが私たちに出血による命の危険を告げてくれるように、花粉症もまた、私たちに共生の大切さを示唆してくれているのではないかと私は思う。為《な》す術《すべ》もなく花粉症に襲われるとき、私は自らの無力さを噛み締めながら、そんなことを考えている。

それでは、一体どのようにして花粉症とつきあっていくべきだろうか。以下、スギ花粉症の場合について、私の考えを述べてみたい。まずは、スギがどれほど日本の歴史に貢献してきたか、感謝をもって記すことから始めなければならないだろう。

スギは日本の秘宝！

いにしへの人の植ゑけむ杉が枝《え》に霞《かすみ》たなびく春は来ぬらし

『万葉集』（巻10、1814番歌）に収められている柿本人麻呂《かきのもとのひとまろ》の歌である。まだ花粉という言葉も概念もなかったのであるから、この際、霞ではなく花粉だったのではないかといった横やりは入れないでおこう。琵琶湖高島沖堆積物の花粉分析の結果によると、縄文時代後期から弥生時代前期にかけて、いま以上の水準でスギ花粉が飛んでいたことが明らかになっている。

屋久島の縄文杉は、当時のスギの貴重な生き残りであるが、これらのスギの天然林は、古墳時代から古代に移行するにつれ、鉄器の普及と王権の成立によって、減少・消失してしまったと考えられている。柿本人麻呂が称揚した「いにしへ」の人々は、藤原京や平城京の建設のために大量のスギの天然林を伐採してしまったことを反省し、スギの植林を営々と行なっていたのである。

さて、『日本書紀』には、「スサノヲノミコトが言うには、「韓の国には金銀があるが、もし我が子の治める国に船がなかったら良くない」とおっしゃり、ひげを抜き放ったところ杉となり、胸毛を抜き放ったところ檜《ひのき》となり、尻毛を抜き放ったところ槙《まき》となり、眉毛は樟《くす》となった」というエピソードが語られている(巻第1、神代上第8段)。河川の氾濫を象徴する八岐大蛇《やまたのおろち》を退治した直後の物語であり、治山治水のための植林を促しているとの解釈もある。いずれにせよ、日本固有の有用樹木のなかでもスギが筆頭格だったことは間違いない。

スギは外国人をも魅了して止まなかった。スギの学名はキングス・カレッジ・ロンドンの植物学教授ディヴィッド・ドン[1799—1841]によって *Cryptomeria japonica* と名付けられた。球果が鱗片で覆い隠されていることに由来するとされているが、字義通り解釈すれば、まさに「日本の秘宝」である。

シーボルトが愛したスギ

フィリップ・フランツ・フォン・シーボルト［1796―1866］の『日本植物誌』を読むと、彼が日本におけるスギの植林事業に感嘆していた様子がうかがえる。彼は乱伐されてしまった南ヨーロッパの森の再生のために日本のスギを使うことを構想していた。1825年にジャワに移植したスギの苗木と種子はうまく殖やせなかったが、1862年にライデン大学の植物順化園に移植したときにはうまくいった。このスギはいまも健在で、以前私が春先に訪ねた時には、元気よく花粉を飛ばしていた。もしもシーボルトが自らの夢を十全な形で叶えていたら、春先に日本から南ヨーロッパに行く旅行者は、いまよりずっと少なくなっていたはずである。

屋久島の縄文杉、日光や箱根のみごとな杉並木、天竜や吉野や秋田の美しい杉林を見上げるとき、スギとの共生関係を再構築したいという思いにとらわれるのは私だけではないだろう。もともと、まっすぐの木という意味の「すぐの木」が「すぎの木」になったといわれており、スギは、その名の通り、いまもまっすぐ立っている。曲がってしまったのは、むしろ私たちのほうなのだ。

無花粉スギ・少花粉スギ

現在、スギ林は全国に450万ヘクタール、つまり、ほぼ九州の面積ほど存在する。これらのスギ林は木材としての価値が高く、二酸化炭素吸収機能や洪水緩衝機能などにより、地球温暖化や気象災害の防止にも大きく貢献している。まさに何世代にもわたる先人たちの努力の賜物である。これを何とか活用して海外からのラワン材の輸入を減らすことができれば、熱帯雨林の消失を食い止める一助ともなろう。

いま、無花粉スギ、少花粉スギの植林事業が進められている。しかし、それらの苗木の供給量は、2015年には年間200万本程度で、全体の約1割にとどまっていた。2019年現在ようやく5割以上にまで増加したが、花粉がないので通常の種子繁殖ができず、組織培養などによって増殖しなければならないため時間と手間がかかる。

しかも1980年に15万人だった林業従事者は2015年には4万5000人ほどに減少しており、伐採や植林作業は遅々として進まない。仮に労力的に可能としても数百年を要する大事業となるはずである。とくに近年、台風や大雨の影響で、全国各地で地滑りや洪水などの深刻な被害が続出しており、花粉症対策としてスギ林を伐採・更新することによる災害対策上の不利益も無視できない。

2　私の研究遍歴

〝鳥もち作戦〟

私が大学院に進学した1990年4月、林野庁、厚生省、環境庁、気象庁の4省庁は「スギ花粉症に関する関係省庁担当者連絡会議」を設置し、数年後、植物ホルモンの研究をしていた私の指導教授にも林野庁から声がかかった。私が博士課程に進んでからスギ花粉飛散防止の研究を担当することになったのは、そんな経緯があったからである。

スギの雄花は、ジベレリンという植物ホルモンで誘導される。初夏に1万分の1に薄めたジベレリン溶液をスギに散布すると、1年生の苗でもびっしりと雄花を着生させることが可能である。したがって、ジベレリンの合成阻害剤を散布すれば、スギの雄花生成を阻害できると予想できたが、スギ自体の成長が止まってしまうだけでなく、この薬剤がかかったあらゆる植物が矮化《わいか》する弊害が出てしまうことになる。

そこで私たちは、〝鳥もち作戦〟と称し、人体や環境に優しい天然物の中から、スギの花粉を絡め取ってしまうようなネバネバ物質を探すことを思いつき、海藻のヌルヌル成分であるアルギン酸、松ヤニ、サラダ油、ゴム樹脂などの粘性の高い物質を片っ端から処理してみることにした。

試行錯誤をする中で、植物油を５％の乳化液にして8月から10月くらいに散布すると、花粉を固めることはできなかったものの、ほぼすべての雄花を、選択的に枯死させられることに気がついた。その後、民間企業との10年以上にわたる共同研究を通して改良を加え、最終的に経口毒性、経皮毒性ともに極めて安全性が高い天然油脂由来の界面活性剤をスクリーニングすることに成功した。界面活性剤というのは、水にも油にも溶ける性質を持った物質で、身近な例を挙げれば、シャンプーとか石鹸《せっけん》のようなものである。

私たちが選び出した界面活性剤は食品添加物であり、スギの雄花のみを褐変枯死させ、人体にはもちろん、他の動植物や昆虫、魚、微生物などにもほとんど影響がなく、土壌分解性が高いため、地下水汚染の懸念もない。２０１６年にはパルカットという名で農薬登録も完了した。

スギ花粉との苛酷な闘い

私の指導教授は〝鳥もち作戦〟の予想外の展開に満足し、私が研究成果を学会発表するにあたって、スギ花粉が猛烈に飛散している写真を最初のスライドに使いたいと提案された。私はさっそく実験でお世話になっていた群馬県林木育種場にお願いして、採種用のスギの前に陣取り、写真撮影に挑戦した。後輩と2人で朝からカメラをもって待機したが、うまい具合に風が吹かず、なかなかシャッターチャンスが訪れない。結局、夕方近くになって後輩に木登りしてもらい、思い切り揺すって写真を撮ることにした。その日のベストショットは教授を大いに喜ばせたが、後輩と私は大量の花粉を浴びて全身が真っ黄色になり、帰路、伊香保《いかほ》温泉で入念に洗ったものの、ついに花粉症になってしまった。

その後、後輩はスギがない北海道に移って教員になったが、私は実験用のスギの枝を持ち込むたびに仲間たちに敬遠されながらも、しつこく花粉の研究を続けている。当初は、スギ花粉に対する激しい復讐心に燃えていたが、現在、『花粉症と人類』などという新書の草稿を書きながら、感謝の気持ちのほうが強くなっている自分に気がついている。

スギ花粉だけを「自殺」させる

花粉は、いったんできあがってしまうと強靭《きょうじん》な外壁に包まれて場合によっては数千万年も分解されずに土中に残る強者《つわもの》であるが、できあがる前の減数分裂期前後の8月から10月ごろにパルカットを処理すると、プログラム細胞死を引き起こさせ、その後の成長を中絶させることが可能となる。しかも、雄花を「自殺」させると、花粉に送るべき養分やエネルギーを他の器官に廻すことができるようになり、樹木の生長がかえって促進されることも明らかになった。木材としての価値が高まるので、日本のスギ林のかなりを占める民有林所有者との合意形成というハードルも低くなるはずである。

また当初は予想していなかったのだが、パルカットを処理すると農作物に害を与えるカメムシのすみかとなっているスギの球果形成をほぼ完全に抑制できることも明らかになった。台風などによってスギの球果がダメージを受けると、大量のカメムシが果樹園に襲いかかり、毎年、大きな被害に見舞われる。花粉飛散を防止するとともに、スギの成長を促し、かつカメムシ襲来の予防にもなるとは、我ながら一石三鳥の技術である。

人類史を顧みると、最先端技術であればあるほど、取り返しのつかない大失敗を招来してきたことに気づかざるを得ない。パルカットは食品添加物の一種であり、不具合が起こってもリセットできるという大きな利点がある。つまり、翌年散布しなければ、原状復帰が可能となる。残されている課題は、いかに低コストで効率よくヘリコプターあるいはドローン散布ができるかという、社会実装への挑戦である。この技術が目指しているのは、スギ花粉の飛散を100%防止することではなく、症状の軽減を実感できるくらいの貢献である。もし花粉源でそこの雄花を枯死させることができるなら、距離が離れた人里への飛散量は、風が全方向に均等に吹くと仮定した場合、距離の2乗に反比例して少なくできるはずである。

シドウィア・ジャポニカに対する苦言

一方で、私が非常に心配している研究が、林野庁(森林総合研究所)で進んでいる。シドウィア・ジャポニカというスギ黒点病菌を利用し、雄花を選択的に枯らす技術である。病原菌を感染させることによって万一何らかの不具合が起こった場合、散布した菌を回収することは不可能だ。つまり失敗したときにリセットすることができないのだ。不謹慎であるが、なぜか私は、731部隊による細菌兵器を思い出してしまう。わざわざスギに病気を感染させて花粉を作らせなくするというのは、これまでスギが私たちのために果たしてくれた恩を仇《あだ》で返すような行為ではないだろうか。

実はシドウィア・ジャポニカは５％大豆油を含んだ液体に混ぜて散布するのだが、そもそも５％の大豆油を散布するなら、８月から10月に処理すれば、菌など混ぜなくとも、スギの雄花は９割以上枯死させられる。

いまだ農薬登録の申請に至っておらず、大量培養技術の確立にも時間を要するという難点があり、社会実装が難しそうなのは幸いである。５％の大豆油をスギ林に散布することによる環境汚染、地下水汚染、火災発生のリスクは、どうしても回避したい問題である。

花粉症軽減モデル都市の夢

私たちが開発したパルカットは、２０１９年から2年続けて散布実験を重ねている。いまだ小規模な実験であるが、静岡県森林・林業研究センターとヤマハ発動機の協力を得て、全国屈指のスギ花粉飛散都市である浜松市で、ドローンによる散布実験を進めている。何度か重ね撒きをすれば、９割以上の雄花を枯死させられることがわかったが、一度の散布で効果をあげるためには、まだまだ改良が必要である。

私の皮算用では、浜松市の場合、人工林の面積が約10万ヘクタールなので、全面散布を想定すると、無人ヘリの費用が1ヘクタールあたり5万円、パルカットが1ヘクタールあたり50リットルで5万円として、合計100億円あれば、花粉飛散量をほぼ抑えることができるはずだ。もちろん、ヘリコプターや操縦士の数が足りないことはわかっているが、もし私に100億円くれる人がいたら、ぜひとも挑戦してみたい夢である。ちなみに100億円は、オスプレイなら1機分、浜松市の人口80万人で割れば、1人あたり1万2500円となる。現在、さらに一桁以上のコストダウンを実現すべく、研究を続けているところである。

3 花粉症と人類の将来

いくつかの予言

かつて産業革命が飛ぶ鳥を落とす勢いを駆っていたとき、イギリスの耳鼻咽喉科医であったモレル・マッケンジーは、こう予言した。

「自然がついに機械に取って代わられる時、この世に花が存在したことを思い起こさせることができるのは植物博物館のひからびた標本だけになり、こうして花粉症は、その原因である花粉とともに、この世から消え去ることになるであろう」

しかし私は、生き残るのは人類ではなく、間違いなく花粉であると確信している。花粉学の巨匠ロジャー・フィリップ・ウードハウスも１９４０年に、次のような言葉を残している。

「ブタクサは、メイフラワー号が新世界に接岸する何千年も前から、ここに存在していた。そして私は、人類がこの惑星を攪乱することをやめてから何千年も後に至るまで、ブタクサはここに存在しているであろうと確信する」

私の想定するシナリオはこうである。自らの奢《おご》りと愚かさによって滅亡した現代人の痕跡は、彼らが地上に存在した数百年分に相当するごく薄い地層の中に、大量の花粉として埋没する。慎ましかったネアンデルタール人とは対照的に、現代人の生きた証しは、皮肉にも、不倶戴天の仇《かたき》と見なされていた、まさにその花粉によって、数千万年あるいは数億年という耐久年数の間、大地に刻みこまれることになるのである。

人は土から生まれ、土に帰る。Human being という英語も、*Homo sapiens* という学名も、人類が土であることを言い表したものである。人は地上にはかなく生きて、土に帰る。花粉のように重力から解き放たれることもなく地上を這い回り、花粉のように半永久的に残存することもなく朽ち果てる。しかし、その短い生涯の間、花を愛し、花粉症を思い、やがて土となって花粉を抱くのだ。

花粉光環を眺めよう!

上空に花粉が数多く飛び翔《かけ》るよく晴れた日、太陽が陰に隠れるような絶妙な位置に立つと、花粉光環《コロナ》を見ることができる。私たちは、微小な花粉そのものを直接肉眼で観ることはできないが、空中を旅する花粉を太陽に透かして眺めることにより、幻想的で美しいコロナを捉えることが可能となる。

私は、旧約聖書に出てくるノアの洪水の物語を思い出す。人類のほとんどが自らの罪によって洪水で滅んだあと、救済されたノアとその家族に、神は新しい契約のしるしとして、美しい虹を示された。

人類は、もちろん、花粉症そのものによって死滅することはないであろう。しかし、花粉症を瀰漫《びまん》させた自らの行為によって、自滅に至ることは十分ありうることである。

花粉症がひどくなったら、空を見上げ、花粉光環を眺めてほしい。太陽をやさしく包み込む虹のような七色の光が見られるはずである。花粉光環は、自然がその構成員であるわがままな現代人に送ってくれた一つのメッセージに違いない。

ノアは虹を見て大洪水後の新世界を歩み始めた。私たちは、次世代によりよい世界を残すための次の一歩を、どのように踏み出すべきだろうか。

あとがき

私が大学に入学した１９８６年は、バブル景気が始まった年であった。中曽根内閣は戦後政治の総決算を標榜し、世界の潮流となりつつあったグローバル金融資本主義に便乗して国鉄分割民営化などを行なった。しかし、１９８９年の昭和天皇の死去に前後して、アジア各地で戦争被害者たちが続々と声を上げ、戦後はまったく終わっていないことが明らかとなった。国外ではチェルノブイリ原発事故や天安門事件、ベルリンの壁の崩壊があった時代である。日本でスギ花粉症が人口に膾炙するようになったのは、まさにこのような時期であった。

やがてバブルが崩壊して、野宿者が駅や公園に見られるようになった頃、私は大学院に進み、林野庁が取り組み始めた花粉症対策の一環として、スギ花粉飛散防止に係わる研究に携わることになった。そんなわけで、私は、スギ花粉の飛散を抑制するための技術開発に努める一方で、日本の経済成長が見せかけであったこと、その虚構が多くの途上国や、かつて日本の植民地だった地域の人々のやり場のない憤りの上に成り立っていたことを見つめなければならないと考えるようになった。

その後、リーマン・ショック(2008年)や東日本大震災(2011年)、新型コロナウイルスの蔓延(2020年)などを経て、日本の内部に存在する理不尽な格差社会はいよいよ明白になり、根本的な治療に着手しなければならないと自覚させられるようになった。春先に花粉症の症状が現れるたび、私はそのような思いを強くするのである。

そういうわけで、私の個人的な感懐としては、スギ花粉症は、日本という国が、私たち庶民やその周囲の環境を置き去りにして経済成長を追い求めたことに対する警告であると思われて仕方がない。荒唐無稽な思いつきに思われるかもしれないが、本書で縷々《るる》述べてきたように、花粉症という疾患は、単なる健康問題ではなく、現代人のわがままな振る舞いによって環境生態系との間にねじれが生じ、そのきしみやゆがみが私たちの身体反応に変化をもたらし、結果として花粉症という歴史的産物として表出したものと考えるほかない。したがって花粉症対策を講じるにあたっては、地球生態系との関係修復を視野に入れた人類史的なタイムスパンが必要となる。

健康であることを英語ではヘルシー(healthy)という。ヒール(heal　癒やす)という動詞から派生した言葉であり、無病という意味ではなく、病気になっても回復する力を備えていることを意味している。私たちは、自分の身体だけでなく、私たちが暮らしている日本という国、あるいは世界全体がヘルシーであるために、地球生態系の中で、ともに生きるために、分相応の慎ましい生活をすることが求められている。私たちは、回復するための知恵と力を完全に喪失してしまったわけではないはずだ。春先に私のもとに帰ってくる涙やクシャミは、私にそんなことを考えさせてくれる契機にもなっている。最近では「朋《とも》あり遠方より来たる、亦《また》楽しからずや」とでも言いたくなる心境である。

本書は、岩波書店『世界』2020年1月号から6月号に連載された「花粉症と人類」に加筆修正したものである。学生時代から、日本の戦争責任を肩代わりさせられた韓国・朝鮮人元BC級戦犯者の支援をともに行なってきた大山美佐子さんに編集を担当していただけたことは、私にとって、この上ない喜びである。

いま、私の研究や調査に協力してくれた多くの花粉症仲間や家族の顔が目に浮かぶ。この場を借りて、お礼を申し上げたい。特に、私のせいで花粉症になってしまった何人かの後輩や教え子たちには、お詫び申し上げるとともに、よりよい世界を作り出すための共同作業を、今後もともに続けていけたらという願いをお伝えしたい。

私自身が本書を書くに当たってあらためて学んだのは、「後悔先に立たず」ということである。よかれと思ってしたことが、後々思わぬ仕方で私たち自身の身に降りかかってくるというのが、花粉症と人類の歴史が示している事実であり、私たちは慎重であること、また後悔することにやぶさかであってはならないと思う。

この小書が花粉症に悩む読者の方々に、多少なりとも慰めや励ましを与えることができたなら、それこそ花粉症になった甲斐《かい》があったというものである。

二〇二〇年一一月

小塩海平

小塩海平

1966年静岡県生まれ．1995年東京農業大学農学研究科博士後期課程修了．東京農業大学助手等を経て，2008-09年オランダ・ワーヘニンゲン大学客員研究員

現在 ― 東京農業大学国際食料情報学部国際農業開発学科教授

専門 ― 植物生理学．幅広く人間の活動と生態系とを視野に入れる

著書 ―『農学と戦争 知られざる満洲報国農場』(足達太郎，藤原辰史との共著，岩波書店)，『国際農業開発入門』(東京農業大学国際農業開発学科編，筑波書房) ほか

訳書 ― ヤープ・ファン・クリンケン『ディアコニアとは何か ― 義とあわれみを示す相互扶助』(一麦出版社)，シャーリー・フェントン・ヒューイ『忘れられた人びと ― 日本軍に抑留された女たち・子どもたち』(共訳，梨の木舎) ほか

花粉症と人類　　岩波新書(新赤版)1869

2021年2月19日　第1刷発行

著　者　小塩海平《こしおかいへい》

発行者　岡本　厚

発行所　株式会社 岩波書店

〒101-8002 東京都千代田区一ツ橋 2-5-5

案内 03-5210-4000　営業部 03-5210-4111

https://www.iwanami.co.jp/

新書編集部 03-5210-4054

https://www.iwanami.co.jp/sin/

印刷・精興社　カバー・半七印刷　製本・中永製本

ISBN 978-4-00-431869-9　　Printed in Japan

岩波新書新赤版一〇〇〇点に際して

ひとつの時代が終わったと言われて久しい。だが、その先にいかなる時代を展望するのか、私たちはその輪郭すら描きえていない。二〇世紀から持ち越した課題の多くは、未だ解決の緒を見つけることのできないままであり、二一世紀が新たに招きよせた問題も少なくない。グローバル資本主義の浸透、憎悪の連鎖、暴力の応酬——世界は混沌として深い不安の只中にある。

現代社会においては変化が常態となり、速さと新しさに絶対的な価値が与えられた。消費社会の深化と情報技術の革命は、種々の境界を無くし、人々の生活やコミュニケーションの様式を根底から変容させてきた。ライフスタイルは多様化し、一面では個人の生き方をそれぞれが選びとる時代が始まっている。同時に、新たな格差が生まれ、様々な次元での亀裂や分断が深まっている。社会や歴史に対する意識が揺らぎ、普遍的な理念に対する根本的な懐疑や、現実を変えることへの無力感がひそかに根を張りつつある。そして生きることに誰もが困難を覚える時代が到来している。

しかし、日常生活のそれぞれの場で、自由と民主主義を獲得し実践することを通じて、私たち自身がそうした閉塞を乗り超え、希望の時代の幕開けを告げてゆくことは不可能ではあるまい。そのために、いま求められていること——それは、個と個の間で開かれた対話を積み重ねながら、人間らしく生きることの条件について一人ひとりが粘り強く思考することではないか。その営みの糧となるものが、教養に外ならないと私たちは考える。歴史とは何か、よく生きるとはいかなることか、世界そして人間はどこへ向かうべきなのか——こうした根源的な問いとの格闘が、文化と知の厚みを作り出し、個人と社会を支える基盤としての教養となった。まさにそのような教養への道案内こそ、岩波新書が創刊以来、追求してきたことである。

岩波新書は、日中戦争下の一九三八年一一月に赤版として創刊された。創刊の辞は、道義の精神に則らない日本の行動を憂慮し、批判的精神と良心的行動の欠如を戒めつつ、現代人の現代的教養を刊行の目的とする、と謳っている。以後、青版、黄版、新赤版と装いを改めながら、合計二五〇〇点余りを世に問うてきた。そして、いままた新赤版が一〇〇〇点を迎えたのを機に、人間の理性と良心への信頼を再確認し、それに裏打ちされた文化を培っていく決意を込めて、新しい装丁のもとに再出発したいと思う。一冊一冊から吹き出す新風が一人でも多くの読者の許に届くこと、そして希望ある時代への想像力を豊かにかき立てることを切に願う。

（二〇〇六年四月）